医師が教える

新型コロナワクチンの正体2

テレビが報じない
史上最悪の薬害と
いまだに打ち続ける日本人

内海 聡

NPO法人
薬害研究センター理事長
Tokyo DD Clinic 院長

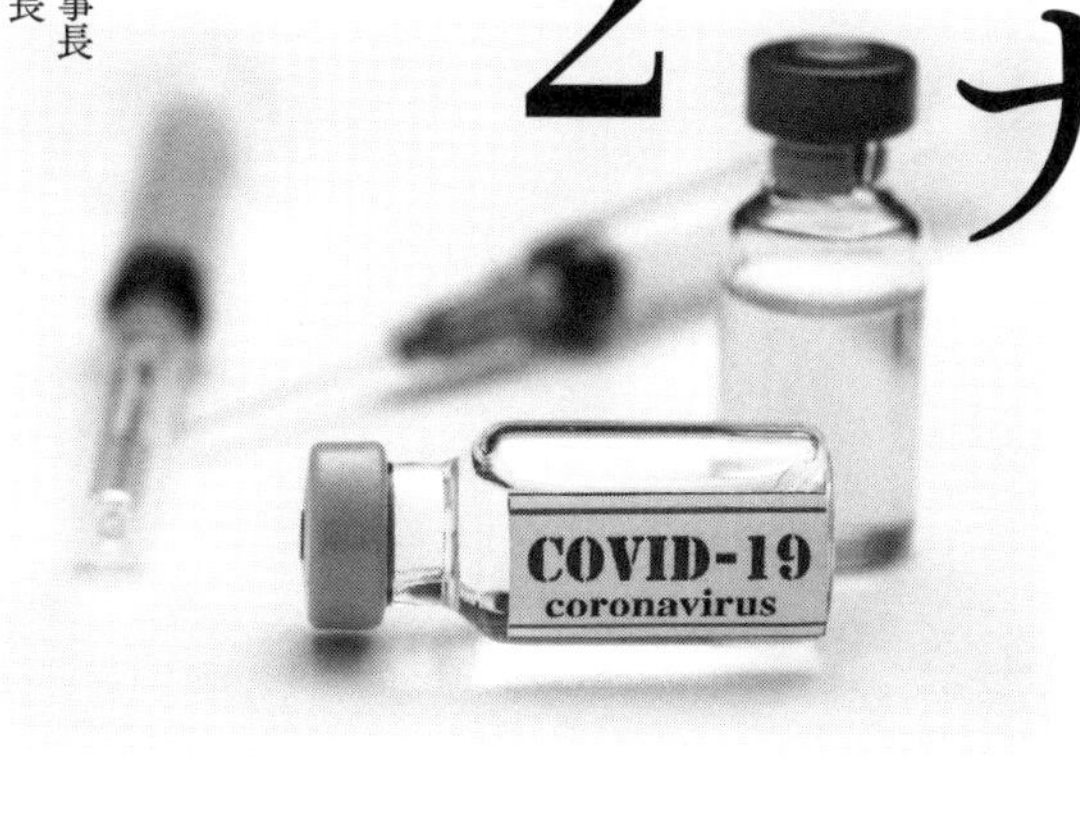

YUSABUL

はじめに

この本はベストセラーとなった「医師が教える新型コロナワクチンの正体」の続編です。本稿を書いているのが２０２３年7月ですが、すでに新型コロナの茶番が発生してから3年半が経過しました。２０２０年より前から医学の問題、食の問題、環境の問題、その他教育から福祉に至るまで、ウソと闇しかない世の中で、私は10数年裏側を暴露する本を書いてきましたから、新型コロナに関しても「またか」という感じであり、日本全体としても医療問題や食問題に興味を持つ人が増えたと思っていたので、それほど大きな問題にはならないだろうと考えていました。

しかしそれは錯覚でした。日本における医療、食、環境（特に放射能や原発問題）を訴えていた多くの人々が、医学の初歩さえ無視して新型コロナのウソを見抜けず、政府やメディアがつくウソに従属していく様子を見て、日本人は本当にどうしようもない民族なんだと絶望したのを覚えています。

3年半たってコロナ騒動を改めて総括してみると、まさに新型コロナのすべては茶番であり、ウソであり、テレビウイルスであったことがわかります。もしテレビや新聞があれほど新型コロナについて騒がなければ、社会は新型コロナというウイルスが存在していることさえ感じられなかったでしょう。

そもそも前作を書く必要などなかったのかもしれません。教育や啓発などなんの意味もないのだなと実感しながら、それでも自分の承認欲求を満たしたいためなのでしょうか、前作「医師が教える新型コロナワクチンの正体」を発刊してしまいました。それが15万部以上売れても特に世の中は変わった様子もなく、ワクチン接種率は8割を超え、むしろ本書に書いた通り状況はひどくなる一方です。

新型コロナに関するさまざまな問題やウソはネットなどでさんざん書かれており、2023年5月に5類扱いになったことで第2弾を書く意味はないとも考えました。しかし私はこの3年半を総括し、私が死んだ後も残る記録が重要と考え、この本を書くことにしました。

要するに本書は総括書物なので、新型コロナの問題を最初から感じ取っていた人には目新しい情報はありません。しかし新型コロナ報道や新型コロナワクチン、マスクの効能をいまだに信じている人が多いわけですから、そんな人たちにとってはショッキングな内容となるでしょう。むしろそのような人に読んでもらいたいと思い、あまり「オタク」くさい情報は載せないようにしてあります。そして新型コロナ騒動だけでなく、世の中全般の流れの異常を感じやすいように、章立てしてみました。急激なマイナンバーカード導入へのごり押しやLGBT法の強引な成立の背景にあるものについても触れています。

私はこの数年間、2025年に日本はなくなるといい続けてきました。もともと日本はアメリカの奴隷国家ではあるのですが、2011年の東日本大震災での原発事故以降、状況はさらに悪化し、さらに2020年以降の新型コロナ騒動で見せかけの独立すらなくなることは決定的となったように感じています。国内における売国的な法律成立の問題、中国の台頭も関係し、日本という国はますます衰え、未来がないのが現状です。これは陰謀論ではありません。日本人の権利が奪い去られている法律的な理屈や根拠が無数に存在します。大手メディアがあえて扱わないから国民が知らないだけであり、国民に事実を届けようとしないメディアこそが日本の滅亡を加速させている悪の元凶です。日本人は、政治家はウソつきだとは思っているようですが、テレビ・新聞などの大手メディアのことは世界一信じている愚かしい民族なので困ったものです。

振り返ってみると日本人はみな従属し、奴隷でいたほうが楽だと思っているのかもしれません。どこかの映画で表現されているように、何も考えず決められたレールに乗っかり、なんとなく生きていくことが好きなようです。小さなことに小さな喜びを感じたフリをして、きれいごとを吐くことが好きです。そんな自分を正しいと思っていますが、自分を守るための弱いもののイジメは大好き。まさに奴隷根性そのものです。

私は昔から自分自身世の中も人間も信用していないと公言してきましたが、そうはいってもどこか日本人にもいいところはあるだろうと期待していたのです。しかしそれは完全に打ち砕かれました。いざとなれば、強いものに巻かれていれば安心という社会全体の心理が透けて見えたこの3年半でした。

奴隷が現実から逃げ続け、現実感を失っていくと、ネット系陰謀論者や自称目覚めた系のようにヒーロー願望にとらわれ、一部に救済を求めようとします。歴史上限りなく繰り返してきた失敗であり、まさにいまの日本はその流れで動いています。誰かに頼っても社会がよい方向に変わった試しはありません。結局そういう人々は、自分たちに都合がいい王様が出てきてくれるとでも妄想しているのと同じです。日本を滅ぼす元凶のひとつは政治であり、その政治と外国勢力、多国籍企業、メディアが結託して、一部の特権者たちが得をするシステムをつくっています。このシステムの根を断つためには一人ひとりが自分の内に潜む奴隷根性というものを自覚し、払拭するしかないのですが、たぶん無理なのでしょう。

この3年間で、私は10数年やってきた啓発という考え方をやめました。一生かかっても私が述べていることは大多数に受け入れられることはないし、日本人の根底には奴隷根性が染みついているので逆効果だと考えたからです。しかし何もしないというのは人生無為でもあるため、私はこの数年間は近いコミュニティや話を聞く人のみを相手にすることにしました。世界一マイノリティを差別する国・日本でも、ワクチンを打っていない人は20%強います。本書にあるようにワクチンを打ってしまったあとでも世の中がおかしいと思い始める人はいるでしょう。そのような半数にも満たない人がいかに生き残っていくか、このサバイバルや生き残り感覚が私の数年のテーマだったと思います。

私が長年の同志として唯一医者として認めてきた伝説の小児科医真弓定夫先生は、「75年かけて日本の腐敗と無関心が築かれたのだから、それが反対になるまでは、最低75年かかるだろう」とおっしゃっていました。本当にその通りだと思います。我々はこの生きることになんの意味も見出せない時代において、どうやって生き残っていくか、どうやって思想や哲学、価値のようなものを見出していくかを考えねばなりません。この本は新型コロナに関する医学書としてより、サバイバル教書的な意味を持たせて書きました。

本書に登場するワクチン被害者遺族の会の方々は当たり前のこととして、すべての分野に行動を始めた人が存在します。私は複数の分野の人々とやり取りをしてきました。

ほんの少しでも世の中で痛い目にあった人なら、ネット内で被害者の方々を応援してくれる「自称いい人たち」が、いかに口先だけで行動しないかを知っているはずです。つまりコロナ脳といわれる人も反コロといわれる人もその本質には違いがないということを、我々は感じ取らなければなりません。ただ見ているだけでは何も変わらないことを理解するのは、生き残りに最も必要な思想です。

弾圧と滅亡の時代に突入することを前提に何ができるか。滅亡の時代においては生のアイデンティティが問われます。現代日本人は「自分のアイデンティティとは何か」などという、暑苦しいことは考えもしないでしょうが、なぜ自分が生きているのか考えることは、サバイバルしていくための重要な指標になります。そして暗黒の時代に生きようと思うのなら、暗黒前の時代にあったすべての価値観を一度捨てることが重要です。

「楽しく生きることが大事だ」
「自分を否定して生きてもつまらない」
「安定した生活とお金が欲しい」
「人とうまく距離を取ってうまく生きていきたい」
「生きづらい世の中でも少しよい方法を見つけていきたい」
「自分は別に困っていないし普通に生きている」
「自分らしく生きていきたい」

私なりに現代人が好みそうな、聞こえがよさそうな言葉を挙げてみましたが、残念ながらこれらの考え方こそが暗黒の時代をつくりました。日本人がもし復活できることがあるとすれば、体裁まみれのきれいごとや自由平等博愛と常識、正しいと思い込んでいたいままでの観念を捨てることしかありません。復讐心や生々しい心を、日本人は自分たちの偉大なる目的につなげることができるでしょうか。

最後になりますが、本書の対談をこころよく引き受けていただいた「繋ぐ会」のみなさまと、編集に携わっていただいた多くの方々に感謝申し上げたいと思います。

最後にいつも私を支えてくれている妻と娘に感謝の言葉をささげたいと思います。

2023年7月　内海　聡

目次

第四部 【特別座談会】繋ぐ会（ワクチン被害者遺族の会）×内海 聡

装幀　米谷テツヤ
本文デザイン　白根美和
編集協力　湊屋涼子／倉持賢一
本文DTP　有限会社タダ工房

第一部

新型コロナ騒動を検証する この3年を振り返って

第一章　何ひとつ的を得ていなかった新型コロナ対策

●驚異的な増え方を見せている日本の超過死亡者数

２０２３年5月、新型コロナウイルスが5類に移行し、施設入場時や飛行機搭乗時などのマスク着用も任意となりました。そもそも5類にするという区分けさえおかしいですが、ようやく普段の生活に戻り、ホッと一安心しているところかもしれません。実際にはもとの生活に戻っているどころか、この間の愚策は日本に大きな爪痕を残し、日本はいま、非常に危機的な状況に陥っています。

２０２1年からの2年半の間、死者は急増。具体的には「超過死亡」という指標を用いるのですが、これはわかりやすくいえば、死亡者の数が前年に比べて、どれぐらい増えているかを示す数値です。この数字がこの2年で過去に例を見ない驚異的な増え方を見せていることをご存知でしょうか。要するに、日本人がどんどん減っているということです。

2021年の死亡者数は145万2,289人で、前年からみた超過死亡者数は最大5万3,670人。2022年の死亡者数は158万2,033人で、超過死亡者数は最大およそ17万3,000人と戦後最大を記録しています。

超過死亡者数は、新型コロナ騒動が始まった2020年には、あれだけ大騒ぎしていたにもかかわらず、11年ぶりに減少していました。マクロデータで見ると、まったくパンデミックとはいえない状況だったのです。過去最大数となったのはワクチン接種の開始後です。

2021年の超過死亡者数は、東日本大震災のあった2011年の約5万5,000人とほぼ同じ数字となっており、あの大地震規模の災害が、実は日本に2年以上にわたって、もたらされていることを表しています。さらに2022年には東日本大震災の倍以上。これほどのことが起こっているのに、大手マスメディアで大きく取り上げられることはありません。「新型コロナの大流行のせいで、死者数が増えたのだろう」と思う人もいるかもしれませんが、2021年の新型コロナウィルスが原因で亡くなった人の数は厚生労働省の公式の発表で、1万4,926人、2022年は3万8,881人。超過死亡者数の増加には到底及ばない数字です。しかもコロナ死の数字自体がウソです。すでに前作「医師が教える新型コロナワクチンの正体」(以下前作)で記したようにＰＣＲに依存して診断する体系にこそ問題があり、このシステムは多数の誤診を生み出すことを考えねばいけません。まったく信用できないＰＣＲ検査がコロナによる死亡者の水増しを生み出しました。さらにこの時期、国から、交通事故、脳梗塞など、ほかの死因であっても、死亡後ＰＣＲ検査をして陽性ならコロナ死とカウントするよう通達があったことも数字の水増しの大きな原因のひとつです。

しかし繰り返しますが、仮に水増しされたこの国の数字を採用するとしても、新型コロナウイルスは、この数字の一部の原因に過ぎず超過死亡者数には足りません。多くの人が新型コロナとは別の理由で亡くなっていることになります。

●なぜこんなに死者が増えているのか

一番の原因は新型コロナワクチンだと考えられます。自殺者が増えたせいだという専門家もいますが、それではまったく説明になりません。１９８８年(平成10年)から２０１１年(平成23年)までの13年間、自殺者が3万人を超える〝自殺者3万人時代〟がありましたが、それと比べると、最近では自殺者数自体は減っているからです。自殺者がいること自体は痛ましい

日本のワクチン接種回数と超過死亡者数

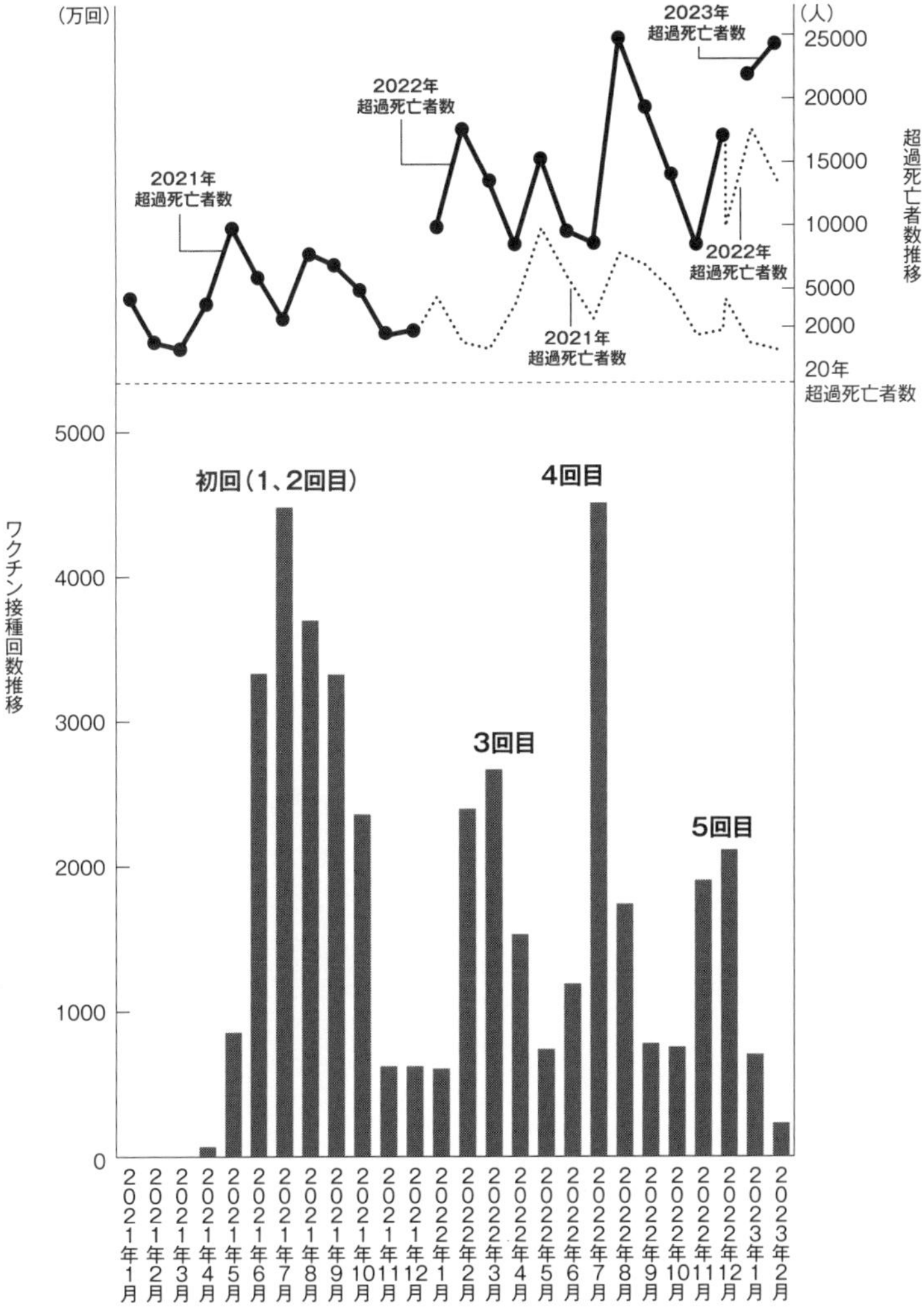

出典：デジタル庁、厚労省「新型コロナワクチンの接種状況」／exdeaths-japan.org

ことですが、超過死亡増加の説明にはならないのです。

国が一切ワクチンの影響を認めず、データの分析もしないため、ワクチンの影響であることを証明はできませんが、時系列的にワクチン接種と死亡数には明らかな相関関係があります。ワクチンを接種するようになってから、感染者数が増えただけでなく、死亡者数も増えているのです。これはワクチンが重症化も防いでおらず、死亡者数を増やしただけとしか判断のしようがないでしょう。国や専門家は御用論文やデータを振りかざして因果関係を否定していますが、結局素人の直感には敵わないのです。

1週間ごとに見た100万人あたりの新規接種数と、超過死亡率の推移を照し合わせて見ると、日本でワクチン接種が開始される2021年1月までは平年通りですが、ワクチン接種が始まった2021年1月以降から超過死亡率は上がり始め、ワクチンの接種数が増えるたびに、死亡者が増えていることがわかります。1回目、2回目と接種する波があるごとに、死亡者数のグラフも山が完全に相関しています。因果関係は不明とされていますが、明らかな相関関係が見て取れるのです。

２０２３年7月28日・厚生労働省の発表では、コロナワクチン接種後に死亡した人は２，０７６人、重篤な副反応2万7，３６１人とありますが、これは氷山の一角だと思います。接種から数日後に亡くなっても因果関係は認められないですし、かつ後述するように医師が届け出ない例も多くあるからです。ワクチンが原因ではと思っても、口に出せない人も多いようです。

政府は「ワクチン接種と死亡との因果関係は不明」「情報不足等によってワクチンと死亡との因果関係が評価できない」などとして、現時点で死亡一時金の支払いが認められたのは、たったの１４７例です（２０２３年7月31日現在）。そして、死亡一時金を支払いながらも、国はいまだにワクチンと死亡の因果関係を認めていません。つまり、コロナワクチンが原因では一人も死んでいない、というのが国のスタンスなのです。そのため、ワクチン接種推奨の姿勢も変わっていません。

過去の著作『ワクチン不要論』（三五館シンシャ刊）にも書きましたが、薬害研究の世界では、訴えを起こしている人の50人～１００人に対して、1人程度しか認められないのが普通です

薬害については、こうしたデータからの考察ももちろん重要ですが、自分たちの体感から観

察することも大切だと思っています。つい最近まで元気だったのに、急に亡くなった人の話をここ2年の間で聞いたことがある人は少なくないでしょう。また、芸能人でまだ若いにもかかわらず、亡くなったり体調不良が相次いでいることをおかしいと感じている人も多いと思います。

死亡者急増の原因としてワクチンのほかに考えられるのは、新型コロナウイルスに罹患した際に受けた治療薬の影響です。病院では副反応死が報告されているラゲブリオや、そのほかにも解熱剤などが使われますので、こうした医療が原因で死にいたる、いわゆる『医原病死』も原因のひとつと考えられます。詳しくは後述しますが、シェディングによる病気や死亡も考えられます（Ｐ99参照）。

また、前作で危惧したワクチンに含まれているポリエチレングリコール（ＰＥＧ）が原因のアナフィラキシーの影響（日常品のシャンプーや化粧品にも含まれており、時間をおいてアナフィラキシーを起こす可能性がある）もあるかもしれません。

●mRNAワクチンは血液系の病気をつくりやすい

たとえば、ワクチンを打った人がその後脳梗塞になって死亡すると、死因は脳梗塞ということになり、ワクチンが死因だとはカウントされません。

ここで改めて確認しておきたいのが、新型コロナウイルスワクチンで採用されているmRNAワクチンの性質です。この新しいワクチンは接種すると「スパイクタンパク」＝ウイルスの回りのトゲのようなものを体内でつくり続けます。この「スパイクタンパク」が血管を傷つけ、血液のスムーズな流れを邪魔するため、血栓がつくられやすくなります。これにより、脳卒中や脳いっ血、心筋梗塞、脳梗塞など、血液が固まることで起こる病気が増えることは容易に予想できます。また、血管を傷つけるので、出血系の病気も増えます。出血系の病気とは、脳出血やくも膜下出血、また心筋炎や心臓病も含まれます。

おそらく大半の人はワクチンとの因果関係を想像もしないので、その点からしても、〝隠れワクチン死〟は、まだまだ存在するといっていいでしょう。

●証明された「マスクは感染予防効果がある」のウソ

これだけの大規模な被害が出ているにもかかわらず、大手メディアではワクチン接種を進めることへの疑問も呈示されないどころか、超過死亡者数急増の実態すら報道されていないという事実は、そもそも、新型コロナ騒動自体がワクチンを打たせるための仕掛けにすぎなかったこと、新型コロナに対する政策がまったく的外れだったことを表しているのではないでしょうか。

この3年間、政府が行ってきたウソだらけの新型コロナ対策について、振り返ってみたいと思います。私は当初からマスクにはなんの意味もないことを訴えてきましたが、ようやく、2023年1月、世界的な医学見地を集めた組織「コクラン」で、マスクには効果がないことを示す論文が発表されました。「マスクは着けても着けなくても差はない」というものです。ちなみに、この論文に対して、世界中の医師・医療関係者から多くの批判が集まり、コクラン編集長はあわてて「誤解を招く表現があった」として、訂正しました。しかし論文を書いたイギリスの免疫疫学者トム・ジェファーソン氏は、「編集長は大きな過ちをおかした」と、論文の内容訂正に抗議しています。

そもそも、2023年4月まで、日本人の99・9％の人がマスクをしていたわけですが、感染者数はどんどん増え、第何波、第何波と次々と襲ってくること自体が、マスクをしているかどうかは感染には関係がないということを示しています。もしマスクに効果があるとしたら、感染者数が減っていかなければいけません。2022年において日本の感染者数が世界最大となったことはみなさんの記憶にも新しいでしょう。当時99・9％の人がマスクをしていたのは世界中で日本だけです。

マスクをしていれば感染は防げるというのであれば、どれだけ周りにウイルスが舞っていたとしてもマスクしていれば大丈夫だよ、という話にならないと、マスクに効果があることにはならないのです。

その発想からわかることとは、多くの人は免疫についての考え方を誤解しているということです。感染するかどうかは、マスクやワクチンや手洗いといったことで決まるのではありません。重要なのはそれぞれの持つ免疫力です。ウイルスはそこら中に舞っていますが、免疫力が強ければ、どんなにウイルスがいても簡単にかかることはありません。それを理解しないで、外からやってくるウイルスを排除しようと無菌室をつくるイメージで考えているから、適応力がなくなって逆に感染しやすくなってしまうのです。

2022年3月に、国立感染症研究所が、当初飛沫感染するといわれていた新型コロナウイルスが実は空気感染（エアロゾル感染）であることを認めました。そのこと自体、大手メディアはほとんど報道していませんが、ウイルスの感染経路には、空気感染のほかに飛沫感染、接触感染があります。飛沫感染とは、ウイルスを含んだ鼻水や唾液などの飛沫が咳やくしゃみにより、飛んでいくことでかかる感染です。接触感染とは、ウイルスがついた物に触れることで感染が起こります。それに対して、空気感染は、咳やくしゃみで飛んだ飛沫の水分が蒸発したあと、病原菌のみが長時間空気中を漂い、その空気を吸い込むと感染します。飛沫感染の場合、マスクはある程度有効ですが、空気感染となるとマスクではまったく防げません。

新型コロナウイルスは、これまで飛沫感染と接触感染だといわれていましたから、マスクをつけたり、衝立を立てたり、共有で使用するものは頻繁に除菌をしたり、という対策が取られていたわけです。しかし空気感染の場合、網目の大きいマスクで防げるわけがないのです。

そもそも、マスクは効果がないだけでなく、つけているほうが逆にウイルスを培養して感染しやすくなる点も重要です。要するに、一度身につけたマスクは汚いのです。2時間つけたマスクの内側はトイレの便器以上にウイルスや菌が培養された状態であることから、私はマスクのことを冗談で〝うんこ雑巾〟といっていたこともあります。毎秒マスクを替えるのならまだつける意味があると笑い話にしていたほどです。

ウイルスや菌は空気中にあれば、3時間程度で不活化して無害化します。だから換気が大切なのです。一方で物に付着していると、ウイルスも菌も生き延びやすいということがわかっていて、その中でも最も生き延びやすい環境なのがマスクの中です。呼吸をしていますから、マスク内には水蒸気も含まれているので、雑菌を口元で培養しているようなものです。

国民の大半が感染を防ごうとして、むしろ感染しやすい状況をつくり出していたことがおわかりいただけたでしょうか？

ほかにもマスクをつけていると、酸素濃度を下げ、二酸化炭素濃度を上げ、ミトコンドリア活性を妨げ、顎を変形させ、脳機能を疎外し、発育問題を生じさせるなど、とにかく健康な人がマスクをつけていることは百害あって一理なしです。

２０２３年5月のコロナ5類移行により、マスクを外す人が増えました。その後、少しでもコロナ感染者数が増えたという報道があると、マスクを外す人が増えたせいだなどという人がいますが、マスクとコロナ感染者数になんの関係もないことはこれまで述べてきた通りです。

●「ＰＣＲ検査で感染者数を把握できる」のウソ

ＰＣＲ検査についても、たびたびお伝えしてきたことですが、ＰＣＲ検査の陽性と感染はまったく違います。これは厚生労働省もＷＨＯも明言しています。また、ＰＣＲ検査はまったく信用に値しない検査で、誤診を多く生み出します。感染していないにもかかわらず、陽性となってしまうのがＰＣＲ検査だからです。

にもかかわらず、国はアテにならない検査に多額の税金をかけ、マスコミはとにかく「検査数を増やせ」「無症状でも検査せよ」と3年間あおり続けた結果、「無症状感染」という最凶最悪の詐欺診断名がつけられ、この数字が不安を生み出す根元となっていました。検査キットには、公式見解として「検査キットは研究目的のみに使用すること。（感染の）診断結果として使用してはいけない」と書いてあります。

前作で指摘した通り、ＰＣＲ検査の最大の問題点は、感染していないウイルスを拾ってしまうということです。ある人の咽頭を拭って、ＰＣＲ検査をして陽性になったとしても、それはさまざまな可能性があります。単に鼻の中にウイルスがいただけかもしれません。人間には免疫機構がありますので、ウイルスがいただけではほぼ感染しません。細菌によって殺され、不活化しているウイルスもあります。これら感染の危険がない不活化したＲＮＡウイルスも拾い上げ、増幅して検査をします。

ＰＣＲ検査は、増幅法で採取したウイルスを、2、4、8、16というように倍々に増幅していく検査です。この増幅回数をＣＴ値と呼ぶのですが、ＣＴ値を高くすれば、鼻毛についているだけのどうでもいいウイルスですら、陽性となってしまうのです。

ＣＴ値は上げるほど誤診が増えるのですが、これについては国際基準がありません。日本のＣＴ値は不必要に高く、40サイクルとなっていますが、海外では30～35が一般的です。これだけでも検査結果は大きく変わってきますので、他国の基準であれば陰性判定の人も、日本では陽性判定にされることも大いにありえます。

●新型コロナウイルスは人工ウイルス

前作を書いた時点では、新型コロナウイルスの最初の遺伝子配列を示す中国の論文『A new coronavirus associated with human respiatory disease in China』が発表されたあとに、その論文を発表した中国の研究所自体が閉鎖されたり、日本の国立感染症研究所が武漢の論文に示されるウイルスと99・9％同一のウイルスの分離に成功したと発表したのちに、その情報がこっそり削除されたりと不審な点が多く、「新型コロナウイルスは実際には存在しない」という説を紹介しました。しかし、その後さまざまな状況が明らかになり、その説は現実的ではないと考えています。

現時点では、最も現実味があるのは人工ウイルスだという考え方です。アメリカの感染症対策トップのファウチ博士と武漢のウイルス研究所との間で、2020年1月以降、数千通ものかなり頻繁なメールでのやり取りが明らかになったり、ファウチ博士がウイルスの機能獲得実験のために、武漢の研究所に多額の補助金を提供していたことが日本以外では報道されています。そのほかにも、2022年11月8日に発表された研究で、「新型コロナウイルスが自然発生ウイルスである可能性は1億分の1以下」だとデータ算出されるなど、アメリカやヨーロッパでは多くの「人工ウイルス説」を裏付ける情報が発表されています。最終的には人工か、人工ではないか、を証明することはできませんが、私は人工ウイルスだと考えるのが最も適切だと考えています。

●数字が証明する「新型コロナワクチンが感染や重症化を防ぐ」のウソ

前作は、日本で高齢者などにワクチン接種が始まった2021年6月に出版されました。その時点で、一足先に接種が始まった諸外国に起こっている悲劇や反対運動、過去のワクチン問題を挙げ、新型コロナワクチンは効かないだけでなく、有害であることを訴えてきました。アマゾンですべての本の中で1位となるも一時発禁本となり、最終的に15万部も売れたのですが、結果として現在、日本の人口の約8割の人が3回のワクチン接種を終えてしまったいま、残念ながら、私が当時予測していた最悪の状態になりつつあります。

「週間感染者数上位５か国」と「ワクチン接種回数」

順位	国名	週間感染者数（人）	人口100万人あたりの週間感染者数（人）	100人あたりのワクチン接種回数（回）
1	日本	118万232	9432.4	301.14
2	アメリカ	46万2944	1394.4	200.32
3	韓国	35万4924	6874.3	250.21
4	中国	25万9786	185.5	244.44
5	ブラジル	14万8920	695.8	224.01

出典：Our World in Date／WHO発表の2023年1月5日～11日感染者数

日本のワクチン接種率は、世界を見回してみても極めて高く、2022年後半の時点で100人あたりの接種回数は世界一位で301・14回となります。一人あたりが平均3回以上打っている計算で、G7の国の中でトップです。

ところが、WHOがまとめた新型コロナ感染症の集計では、日本は週間感染者数が2022年11月から14週連続で世界一を記録。2023年1月11日までの1週間では、118万2322人で、2位のアメリカ（46万2，944人）とは倍以上の開きがあります。この間、日本の検査数だけがほかの国と比べて突出して多かったわけではありません。

そのほかにも、世界68カ国を対象に、「国民のワクチン接種率」と「人口100万人あたりの1週間の新規感染者数」を照らし合わせると、接種率が高い国ほど感染者が多いという調査結果も出ています。

アメリカ・CDC（疾病対策予防センター）の研究によると、33万人を対象に調査を行い、未接種、2回、3回、4回とワクチンの回数が増えると、感染率が29％、33％、38％、41％と高

世界の感染者数推移

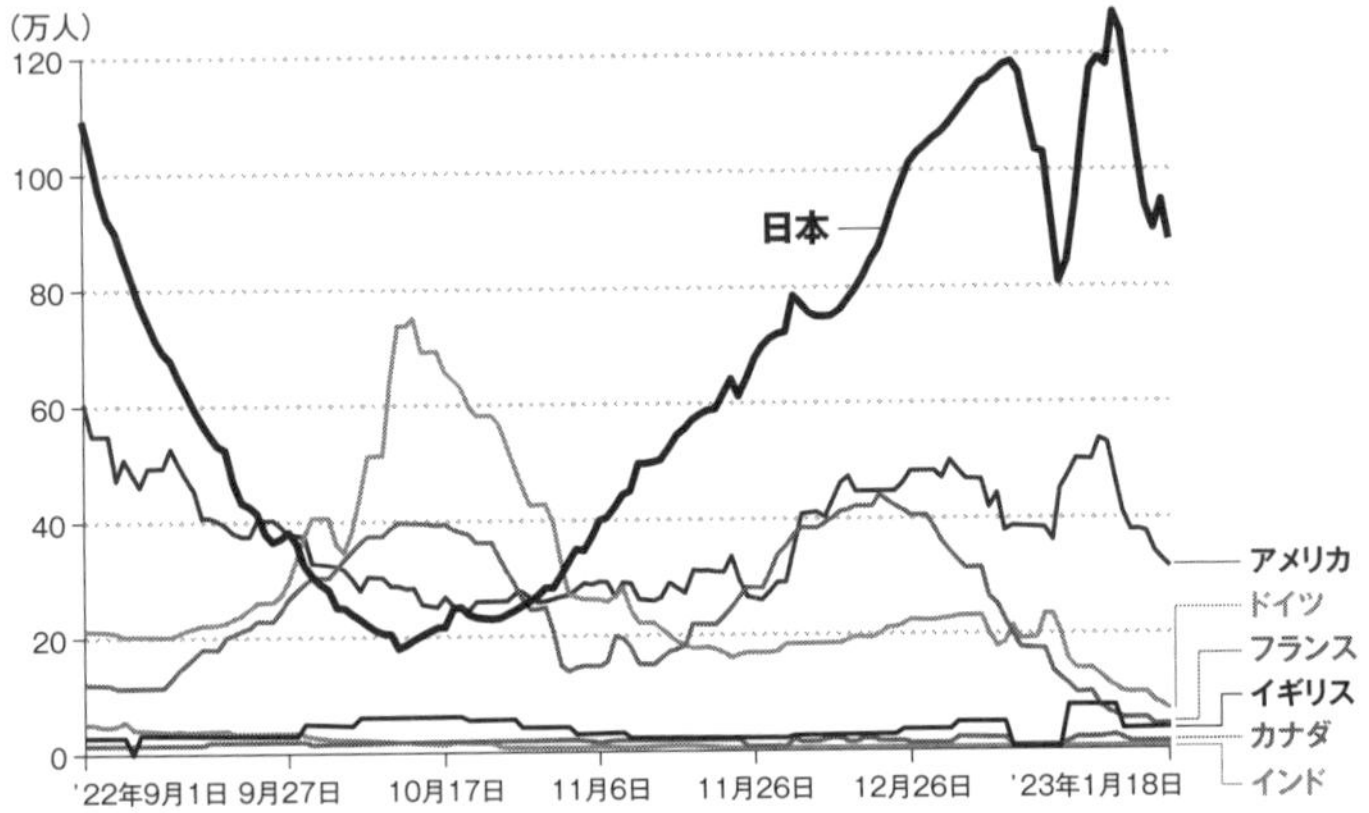

各国のワクチン接種回数

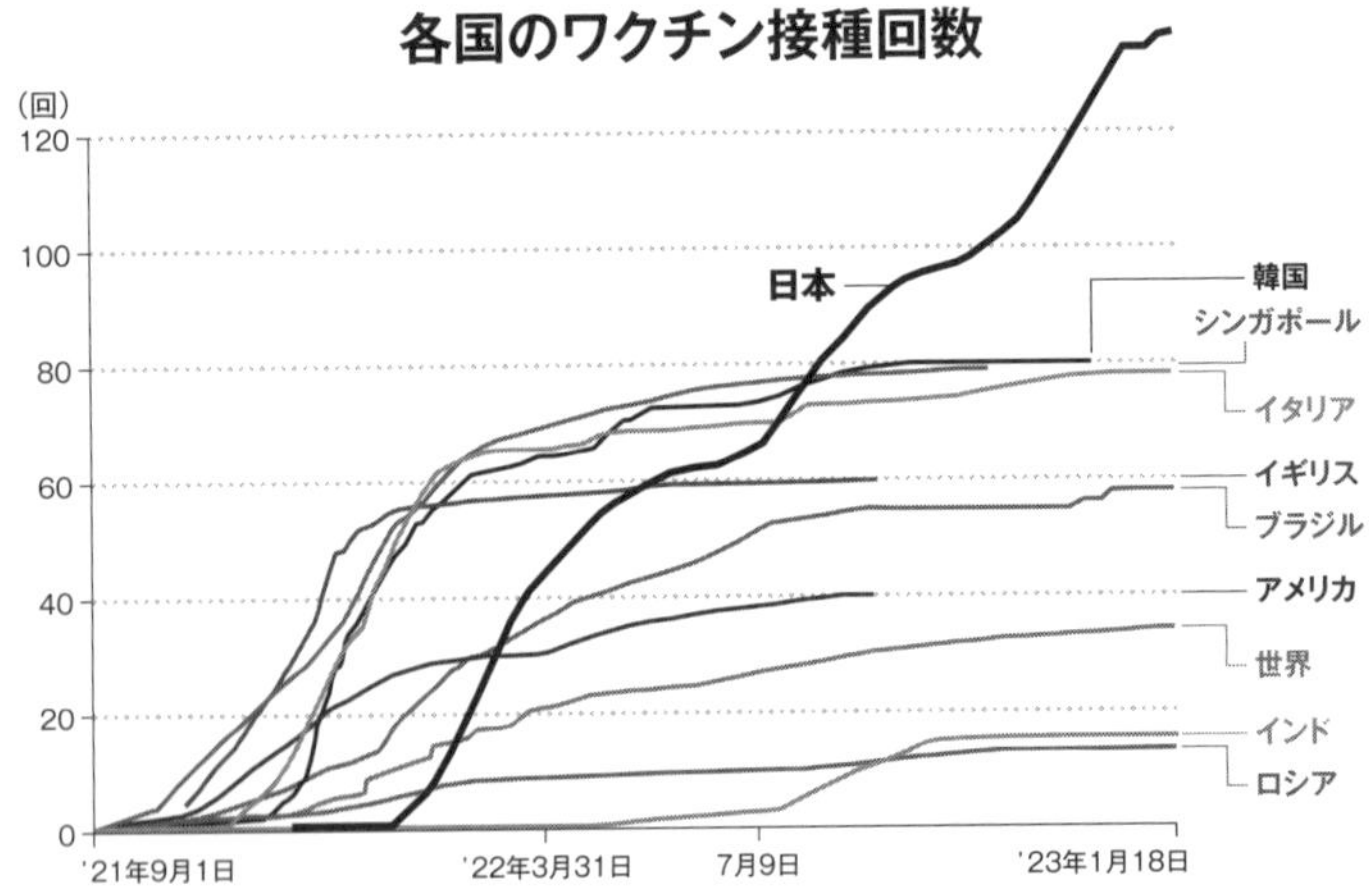

〔上〕グラフの数値はその日に確定した過去1週間の累積感染者数。
〔下〕人口100人あたりのコロナワクチン追加接種回数。
出典：Our World Date

くなることがわかっています。ワクチンを打てば打つほど感染しやすくなることを如実に表したデータです。私が予測していた通りの結果となっています。

また、国内にも同様の調査データがあります。２０２２年9月に開催された厚生労働省のアドバイザリーボードでも、未接種より2回、3回接種の人のほうが新規陽性者の多い年代が続出。特に「65～69歳」の年代では、10万人あたりの新規陽性者数が、未接種グループは１９４・９人だったのに対して、2回接種グループは５８４・７人と3倍近い差が出ています。

私はワクチンは新型コロナワクチンに限らず、すべて無益有害と断言しています。どのワクチンも、当初政府や製薬会社は「感染を防ぐ」と明言していました。にもかかわらず、接種しても感染する（予防効果がない）ことがわかってくると、途中から「重症化を防ぐ」とこっそり論点を変えるのは常套手段です。ワクチンはいつもその手法で接種者を増やそうとしています。しかし、調べてもらえばすぐにわかりますが、ワクチンが重症化を防ぐことは実は科学的には証明されていません。一人の人物が打った場合と、打ってない場合で比べないことには、本当の意味での重症化を防いだかどうかの結論にはならないからです。結局はマスデータの都合のいい部分だけを拾って「重症化を防ぐ」データを無理やりつくり出しているだけなのです。

それにもかかわらず、このような改ざんデータをもって、いまだにワクチン接種を推奨する医師や政府、マスメディアの姿勢はまったく信用できません。

数字的には5回目接種スタート後の2022年12月から1か月あまりでコロナ死は1万人を超え、過去最大を記録しました。これが意味するところは明確です。

世界では、ワクチンの害に関する認識が広まり、打つ人がいなくなっているにもかかわらず、日本においては追加接種者の数はいまだに伸び続けています。

●コロナ治療薬のウソ

ワクチンが登場する以前、コロナ治療薬の開発競争が注目を集めました。ワクチン接種が始まってからは話題に上る機会が減りましたが、いまだに医療の現場で使われています。ところが、多くの副反応だけでなく、死亡事例が報告されている薬もあることはあまり知られていません。そもそも弱毒性の新型コロナウイルスに対して、あわてて開発した薬を用いることは前提から間違っていますので、わざわざ述べる必要もないのですが、万が一読者の方がだまされて処方されないように一度ここで整理しておこうと思います。

まず、新型コロナ治療薬として、最初に注目されたのがアビガン（レムデシビル）です。もとは富士フィルムホールディングスが開発した新型インフルエンザの治療薬でしたが、大して普及していませんでした。新型コロナ騒動が始まって、同社は新型コロナ治療用に転用しようと考えました。2020年3月から治験を始め、10月に承認を申請。厚労省は入院患者に限定した「観察研究」を認め、全国1，166医療機関で、計5万1，008人に処方が開始されました。

ところが、アビガンの副反応での死者は374人に上り、「効果が確認できない」として、2021年12月27日に観察研究は打ち切りに。国産のコロナ薬の開発プロジェクトとして期待がかかり、安倍総理の肝いりで150億円近い予算をかけて、早期承認を目指しましたが、最終的にはまったくムダかつ有害な結果で終わりました。余談ですが、富士フィルム元会長・古森重隆氏と当時の安倍総理がゴルフ仲間だったのは有名な話です。

その後、新型コロナ治療薬として、国内での特例承認を得たのはラゲブリオでした。米メルク社が開発した薬で、2021年12月に、軽症の段階から使える経口薬として特例承認されました。RNAポリメラーゼ阻害薬といわれるもので、「新型コロナウイルスRNAの配列に変異を導入することで、ウイルスの増殖を阻害することができる」とされました。2023年4月の時点で、経口新型コロナ治療薬としては、国内で8割以上のシェアを占めています。

ですが、製薬会社に報告があったものだけでも、2022年6月の時点で、投与人数20万1,710人のうち、副反応の報告が3,584件、うち449件が重篤で、31人が死亡するという結果が出ています。そのほかにも、PMDA（独立行政法人医薬品医療機器総合機構）に寄せられた報告を合わせると、死者は100人近いともいわれていますが、これもまた氷山の一角でしょう。ちなみに、EUでは販売停止となっています。

このラゲブリオ、1日の薬価が1・8万円以上もする高価な薬ですが、無料で処方が受けられます。これまでは、無料で処方をしてもらうためには、同意書にサインが必要でしたが、2023年4月からはサインなしで投与することができるように変わりました。EUでは禁止された薬が日本では一層処方のハードルが下がり、ずいぶんとおすすめされているようで、あいかわらず日本は不要な薬の在庫処分場となっています。

一方、一部で話題になっているイベルメクチンはというと、安価であるため、コロナ治療薬が高価で使えない発展途上国において用いられたことから火がついて、世界で話題に上るようになりました。元々の用途はペットの寄生虫を殺すための抗寄生虫薬で、劇薬指定されています。イベルメクチンがよいという噂が流れたとき、私の周りの事情通の間では、「なぜイベルメクチンが出てきたの⁉」という感じでした。

私はイベルメクチンをすすめる人は売国奴だと思っています。そのくらい信用できません。なぜなら、ＰＣＲのウソや無症状感染のウソを理解していれば、新型コロナウイルスが風邪以下の弱いウイルスだとわかっているはずなのです。それなのに、寄生虫の薬であるイベルメクチンを新型コロナウイルスの特効薬のようにすすめるのは、製薬会社やロックフェラーの手先になっているのと一緒。そもそも、イベルメクチンはラゲブリオや子宮頸がんワクチンを開発した米メルク社がつくっています。抗寄生虫薬が効くという意味がそもそもおかしいですが、タンパク輸送を阻害するといいたいのでしょう。しかし、そうだとすれば別の弊害が生じることがわからないのでしょうか？　都合のよいデータだけを集めれば〝新型コロナウイルスにこの薬が効いた〟という統計を取って論文にすることは簡単にできます。それで、救世主を見つけた！　と騒いでいるのですが、実際には、そうしたウイルス学の基本を守っておらず、医学の初歩も無視している依存的な考え方で、まったく根本解決にはなりませんので、おすすめしません。

根拠は乏しいのですが、一部の人たちの間で、新型コロナワクチンの中に寄生虫が入っているという噂が流れています。トリポノソーマというその寄生虫がワクチン接種後の後遺症の原因なのだとしたら、抗寄生虫薬であるイベルメクチンが、ワクチン後遺症に対しては効果を発揮する可能性があることは確かにあるかもしれません。ワクチンの後遺症なのに、新型コロナの後遺症だとしてイベルメクチンを処方され、症状が改善した気になっている、という可能性は否定できません。いずれにしても、これは本質的な議論ではありませんので、はまりすぎないようにしましょう。

第二章

無意味なコロナ対策に使われた100兆円を超える巨額予算

●コロナ予算は規格外の巨額マネー

第一章では、何ひとつ的を得ていなかった政府の新型コロナ対策について、振り返りましたが、第二章では、それらの対策について、一体どのくらいのお金が投じられてきたか、具体的にはどのように使われてきたかという観点で3年間を振り返ってみたいと思います。

政府が新型コロナ対策に投じた特別予算は、１００兆円を超えます。日本の２０２３年（令和5年）度の一般会計予算は１１４兆円ですから、コロナ対策だけで、1年の国家予算相当です。また、東日本大震災の復興予算が10年間で約32兆円だったことと比べると、いかに大きなお金が動いたか、がよくわかると思います。

詳しく見ていくと、新型コロナウイルスの流行が国内で本格化した2020年、緊急事態宣言が全国に拡大した最中の4月30日に、令和2年度第一次補正予算が成立。そこで約25兆6,000億円が計上。それからわずか1ヶ月半後の6月12日に、第二次補正予算として、約31兆8,000億円、さらに翌2021年1月には、第三次補正予算が成立して、追加で約4兆4,000億円。さらに「ポストコロナに向けた経済構造の転換・好循環の実現」として、約11兆7,000億円が計上されました。

令和2年度（2020年度）だけで、三度の補正予算が組まれ、その合計は73兆5,000億円に上ります。繰り返しますが、2011年3月に発生した東日本大震災の復興予算は、約10年の総額が32兆円であったことを考えると、新型コロナはたった1年間の補正予算で、その倍以上となっているのです。これは異次元の規模です。

ちなみにその後も、年をまたいで2021年3月には、令和3年（2021年）度予算で5兆円。同年12月には令和3年度補正予算で、約20兆4,000億円が追加されました。令和4年（2022年）度予算でも、5兆円が確保されています。これまでの「コロナ予算」を合算すると、総額は約１０４兆円に上ります。わずか2年半ほどの間で、単年度の国家予算に匹敵する税金が「コロナ対策」の名目で使われることが決まりました。

これらのお金は前作でも指摘したとおり、私たちがこれから増税という形でつけを払うことになります。すでに退職金課税基準の改悪、通勤手当への課税案などの会社員を狙い打ちした増税案が次々と俎上に上がっているのはみなさんもご存じでしょう。

●税金に群がった医療関係者、いまだに医療助成に固執する人たち

では、これらの巨額な予算はどのように使われてきたのでしょうか。まずは逼迫しているとテレビで度々喧伝《けんでん》された医療に対するお金について見てみることにします。

医療機関は新型コロナ患者対応の病床を確保すると、国から補助金が出ます。これは患者を受け入れて対応することに対して発生する補助金ではなく、ベッドを確保するだけでもらえます。日本医師会のポータルサイトによると、新型コロナ患者を受け入れる病床確保料の上限は、重点医療機関で一床あたり1日7・1万円から43・6万円。協力医療機関の疑い患者病床は、5・2万円から30・1万円。ベッドを置くだけで、30万円の補助金が毎日交付されますから、

10台を1ヶ月確保しておくだけで、国から最低9,000万円が支給されることになります。

さらに、重症者のベッド一台の補助上限は1,950万円と定められています。ちなみに、2022年5月の段階で、東京都にあった重症の病床数は510床。510床×1,950万円、掛け算すると恐ろしい金額になることがおわかりいただけるかと思います。ちなみに、「コロナ重症者」の定義は人工呼吸器の使用か、ECMOを使用か、ICU病棟で治療かのいずれかの条件に当てはまる患者としています。2022年5月時点での重症者は93人でしたので、510床の20％しか活用されていないことがわかります。

医療逼迫をテレビを通じて再三訴えていた尾身茂氏が理事を務める医療法人で、病床を確保しながらも患者の受け入れを拒否し、多額の補助金を得ていた問題も、この制度を悪用した例です。

●PCR検査に使われた金

PCR無料検査事業に国は3,200億円の予算を設け、2021年末から事業者の募集を始めました。前章でも書いた通り、PCR検査の陽性と感染はまったく異なり、PCR検査の結果はまったくアテになりません。にもかかわらず、国はアテにならない検査に多額の税金をかけ、検査数を増やすことに注力。医療事業者だけでなく、一般の事業者にも無料の検査会場を開設させることを支援して、「無症状でも検査せよ」とあおりました。なぜなら、検査数を増やすことこそが感染者数を多く見せるためのカラクリだからです。その結果、それまでの感染症の常識ではありえない「無症状感染」という最凶最悪の詐欺診断名がつけられてしまいました。

そんな百害あって一利なしのＰＣＲ検査ですが、各都道府県のホームページによると、ＰＣＲ検査の仕入れ額補助が最大8，５００円、各種経費補助が一律で3，０００円と、ＰＣＲ検査を一件行うごとに、1万1，５００円が国からもらえるわけです。ＰＣＲ検査キットの原価はどんなに高くても1，０００～2，０００円でしょうから、1件検査するごとに8，０００～9，０００円の利益が出る計算になります。受ける人は無料です。これらはすべて税金です。

東京都だけでも対象事業者・診療所は3，６８7ヶ所（２０２3年4月時点）あります。さらには、検査設備態勢を整えるための初期投資にも補助が出ます。新規事業者には上限30万円、1日５００件以上検査する事業者には１３０万円、１００件以上の規模で80万円、それ以下の規模なら30万円と、ＰＣＲ実施機関に対しても補助金が出ます（無料化事業は２０２３年５月で終了）。

厚生労働省のデータでは、ＰＣＲ検査は２０２０年２月５日から２０２３年４月26日までの間に、９，９９８万６，７０７回実施されています。ＰＣＲ検査一件あたりの補助金が１万１，５００円なので、ざっくり１億回だったとすると、１兆１，１５０億円の税金が使われた計算になります。

しかも、ＰＣＲ検査無料化事業は、医療機関以外も参入が可能でした。検査キットの販売や陰性証明発行などで、一般企業もＰＣＲ需要に群がりました。中には調べもせずに陰性証明を出すなど悪徳な業者も出現し、まさに税金はばらまかれました。

２０２３年７月にＰＣＲ検査無料化事業で不正な申請があったとして総額２２７億円の補助金交付を取り消していたという報道がありましたが、残念ながら氷山の一角でしょう。

●ワクチンの購入費に2兆3，356億円

２０２１年２月、医療関係者を中心に新型コロナワクチンの接種が日本でも始まりました。

多くの死者や後遺症患者を出しているこのワクチンに多くの税金が支払われています。日本は、

２０２０年9月から２０２２年3月までの間、ファイザー、モデルナ、アストラゼネカ、ノババックスのワクチンを合わせて約2兆3，３５６億円購入しています。これは８・８億回分ですから、日本人の人口１・２億人で単純に割ると、生まれたばかりの赤ちゃんから死ぬ間際のご老人まで、一人７・３回分となります。

総理官邸ホームページの新型コロナワクチンの接種データによると、これまでの接種回数は２０２３年に入ってさらに増え、３・８億回（２０２３年4月時点）ですので、購入分のまだ3分の1程度しか使っていないことになります。日本はまだあと5億回分以上の未使用のワクチンを既に買っていますので、政府としては、危険性を指摘する声は黙殺して、なんとか国民に打たせようとしているのです。ちなみに、ファイザー社は各国と販売契約を結ぶ際に、ワクチンを廃棄してはいけないこと、副反応や問題が起きた場合の責任をファイザー社は問われないという内容を盛り込んでいるようです。この不公平な契約内容について、異議を唱え始めている国も多いですが、日本では契約内容に問題があることすら知られていません。

自社製の新型コロナワクチンが２０２１年に世界で最も売れた薬となり、ファイザー社は売上高が８１２億ドル（約８・９兆円）と前年の2倍。5年ぶりに製薬会社世界ランキングで首位となりました。モデルナは設立10年あまりのバイオベンチャー企業にもかかわらず、

2021年12月期の決算では、売上高が前期比23倍の184億ドル（約2・1兆円）となり、そのうちワクチンが占める割合は96％となっています。ワクチン製造で一気に稼ぎ、一躍上位製薬メーカーにのし上がっています。有名な話ですが、ビルゲイツのビル＆メリンダ・ゲイツ財団が、モデルナの大株主です。

●1日100万回接種を断行するための高額な報酬

それだけ多量に購入してしまったワクチン。「接種率が8割程度になれば、集団免疫が獲得されてコロナ騒ぎは収束する」とうたい、「1日100万回接種」を掲げて、当時の河野太郎初代ワクチン接種推進担当大臣の強引なリーダーシップのもと、接種を加速させました。目標を達成するためには、問診やワクチン接種ができる医療関係者や医療機関が大量に必要です。高額な報酬はそのためのエサでした。

ワクチン接種を行うと医療事業者に支給される費用は当初、全国一律で、1回目、2回目とも1回あたりの単価は2，070円（予診費用1，540円、事務費180円、接種費用350

円）と決められていました。これには、国から供給されるワクチン代そのものは含まれません。これに時間外の場合の手当て730円、休日なら2，130円が加算されます。その後、6歳未満の接種に対して660円の加算も追加されました。

さらに、診療所や病院でさらに多くの接種を実現するために、週100回以上の接種を2021年7月末までに4週間以上行う場合には、1回あたり2，000円、週150回以上だと3，000円が加算されました。また、接種施設を増やす対策として、医療機関が1日50回以上まとまった回数の接種を行った場合は、1日10万円が追加されます。

医師のアルバイト募集情報によると、1日150人程度接種するのが相場だそうなので、基本単価2，070円×150人＝31万500円／日。これが国から出る基本の接種費用となります。そこに休日だと＋2，130円、週150回以上の接種を4週間続けるクリニックにはさらに3，000円がプラスされますから、一人に1回打つたびに最大7，200円が国からもらえることになります。ワクチンの仕入れ原価は税金ということで考えれば0円なので、ビジネスとしてはアルバイトの医師を1日30万円で雇っても、十分な利益となります。高額なアルバイト代を狙ってワクチンで荒稼ぎをしたフリーランスの医師が多くいました。

このように医療界を潤したコロナマネー、2類から5類への移行に多くの医療関係者が反対した理由もよくわかります。

２０２３年7月26日、日本医師会の釜萢常任理事がすべての人への積極的接種の呼びかけは不要と、初めて、ワクチン被害者の方々について言及しました。副反応はたいしたことないとして、ひたすら接種推奨していた自らの責任にはまったく触れていません。責任逃れの態勢に入っているようです。

●大規模接種会場を提供する企業や自治体にもお金が流れる仕組み

さらにはワクチンの接種会場にも補助が出ます。一般企業や自治体が大規模接種会場を提供すると、それについても手当てが出ますので、企業も会場提供に協力的なのです。厚生労働省の資料によると、１，０００円×接種回数を上限に実費を補助することとなっています。たとえば、１日３，０００人に接種するような大規模な会場の場合、国から１日３００万円が支給される計算になります。これはワクチンの費用や医師や看護師の人件費とは別で、会場を提供した側に払われるお金です。たとえば、神戸市はノエビアスタジアム神戸で大規模接種を行っていましたが、１日最大５，０００人も接種できるとホームページにはうたっています。平均

3，500人だったとしても、3，500人×1，000円で、1日350万円。接種会場を30日間提供するだけで、月に1億500万円。3ヶ月単位で提供すると、3億1，500万円は見込めるのですから、悪くないビジネスといえます。

●大規模接種会場のオペレーションは旅行会社が担っていた

緊急事態宣言やまん延防止等重点措置、東京オリンピックの無観客化で大打撃を受けた旅行業界ですが、大手旅行代理店だけはワクチン接種のおかげでV字回復をしていたことはあまり知られていません。

JTBは2021年6月の時点で、21都道府県140自治体から、集団接種会場運営の依託を受けています。実際にJTBが請け負った自治体のひとつ、東京都世田谷区では、令和3年(2021年)の2ヶ月間、接種券の印刷や封入、郵送、コールセンターの運営、システムの構築を受託しています。世田谷区のホームページによると、業務委託料は2月で3億7，480万円、4月には7億927万円で、入札も行わない随意契約となっています。

旅行業界大手の日本旅行も、全国の140の自治体から集団接種会場の業務委託を受けていました。コロナの影響で旅行業の売り上げが落ち込み、2019年12月期には、547億円あった売上が、2020年12月期には237億円と、大幅な赤字でした。しかし、翌2021年12月期には、1,080億円とコロナ前の倍以上の売上高を記録していました。メインの旅行業は赤字でしたが、サブの事業で数字を伸ばしていたことがわかります

ちなみに、近畿日本ツーリストも同様に200の自治体から集団接種会場の運営を受託していましたが、2023年6月になって、同社が大阪府東大阪市から2021年9月から22年4月までに請負ったワクチン接種のコールセンター業務で、水増請求していたことが発覚。業務委託費5億8,000万円を搾取した疑いで、支店長らが逮捕されました。国家予算を億単位で簡単にだまし取れる仕組みになっていたことが明らかになっています。

ワクチン1本の仕入れ単価を単純に割り算すると、1本あたりの金額は2,600円程度ですが、接種費用や会場費などを考慮に入れると、1回あたり1万円近くかかっていることがわかります。

●疑惑だらけの持続化給付金事業と電通・パソナ

医療の話題からはそれますが、新型コロナウイルスの影響で売上高が半減した中小企業や個人事業主を支援する目的で設けられた「持続化給付金」も、コロナ対策の一環です。一事業者200万円を上限に配布され、すでに5・5兆円が424万件の事業者に配布され、完了しています。

この給付金については審査プロセスの甘さが問題で、不正受給者があとを立たず、その件数は1，876件。2023年4月時点で、不正受給総額は19億2516万4，210円にも上っています。おそらくこの数字も氷山の一角なのでしょうが、これについて、審査プロセスを担う事務事業受託も、疑惑だらけだったというから無理もありません。経済産業省はこの持続化給付金の事務業務を、電通や人材派遣大手のパソナで構成される「サービスデザイン推進協会」という法人に、669億円で委託しましたが、そこから電通とその子会社を通じて、複数社に再委託と外注を重ね、なんと最大9次受けまで発生していたことにはあきれます。電通やパソナが業務を行わず、再委託することで受託料を中抜きしていた実態が浮き彫りになりました。

これらの事例から、不正業者のみならず多くの大企業が税金に群がっていたことがよくおわかりかと思います。

コロナ対策における税金の使われ方を見て、読者のみなさんはどう感じたでしょうか？　こんな使い方ができるのであれば、私はこの10分の一でもまともに使われれば、多くの社会問題が解決すると思うのですが。

第三章

コロナ騒動をあおって儲けた人たちと大手メディア

●広告料と視聴率アップで潤った大手メディア

怖い感染症だとあおり、あたかも大流行しているように見せかける。巨額の予算を確保して、救世主のワクチンを登場させる、だけでは物語は完結しません。そこには、国民を信じ込ませるための仕掛けと役者が必要です。テレビを始めとする大手メディアを使って、信頼できそうな〝専門家〟が、新型コロナの脅威やワクチンの有用性を語ることが必要です。

広告の主戦場がテレビからインターネットに移ったのは２０１９年。インターネット広告が初めて2兆円を超え、それまで広告出稿先のトップに君臨していたテレビを抜きました。打つ手がないテレビ業界でしたが、２０２０年にコロナ騒動が起きてから動きが変わりました。外出自粛のおかげで視聴率はアップ。あおればあおるほど、国民は不安や恐怖からテレビに釘付けになりますから、テレビ業界においてコロナは追い風でした。

テレビ業界がコロナ不安をあおることで得られるメリットは、視聴率アップによる広告単価上昇だけではありませんでした。コロナ騒動で儲かっている製薬会社は広告主でもありますから、潤沢に資金のあるファイザーやモデルナなどワクチン製造メーカーのCMやワクチン接種を呼びかける政府広報を頻繁に流し、製薬会社だけでなく政府までもがお客さまとなりました。その結果、テレビ業界は広告費で潤ったのです。そんなテレビでワクチンの危険性など報道できるはずもありません。

●騒動をあおった御用学者の役者たち

世論を「新型コロナ怖い」「ワクチン打とう」という方向に誘導する係として登場した「専門家」といわれる人たちについて挙げておこうと思います。もう忘れている人も多いと思いますが、さまざまなことが明らかになってきた現在、息をひそめておとなしくしている彼らの今後の言動に注目です。

●尾身茂（おみしげる）氏

元厚生労働省の医系技官で、政府新型コロナ対策分科会会長。メディアを通じて、コロナの危険をあおった張本人。エビデンスのない自粛要請を繰り返し、感染拡大は「気の緩み」などとした。新型コロナ対策のためと「東京五輪中止」を訴えた、行動制限の鬼。

「国民の7割がワクチンを打っても、感染が下火になることは絶対にない」と発言。コロナが青春を奪ったと発言したが、若者の青春を奪ったのは彼自身。死亡者2，076人（2023年7月28日現在）、薬害で苦しむ大勢のワクチン犠牲者がいることを考えると彼の罪は重い。

テレビで医療逼迫を再三訴え、行動自粛を唱えていたのは彼だが、彼が理事長を務める医療法人の地域医療機能推進機構（ＪＣＨＯ）に参加する5つの公的病院では、183床ある新型コロナウイルス患者用の病床の、30～50％も使われていないことがわかった。

「病床確保支援事業」では新型コロナ専用のベッド1床につき1日7万1，000円の補助金が出る。ベッドは使われなくても補助金が出るため、東京蒲田医療センターでは使われていない約40床に対して、単純計算で1日284万円、1か月で約8，500万円が支払われていたことに。結果、国の補助金などで、同法人は311億円も増収。さらに有価証券運用を130億円も増やしていながら、担当従事者の手が足りないとしてコロナ患者の受け入れを拒否し、ベッドの3割から半分を空床にしていた。稼働できないなら、補助金は返上すべきだが。

●宮坂昌之（みやさかまさゆき）氏

大阪大学免疫学フロンティア研究センター招聘教授。当初は「新型コロナワクチンの安全性はまったく担保されていない」として「私は当面打たない」とワクチンへの判断を保留していたが、2021年になって突然路線を変更。接種会場での問診も自ら行い、「腕が腫れたり、熱が出たりするなどの反応はあるかもしれないが、ワクチンで得られるメリットのほうが大きい」「打たない選択はない」とワクチン推奨派に翻る。ワクチンのリスクについて聞かれると、「血栓症は100万回接種して10回程度だが、車を運転して一生のうちに死亡事故を起こす可能性は100万回に数十回あるというから、それより低い」と語った。反ワクチン批判本も出版。子息がコロナワクチン接種後に死亡もスタンスは変えていない。

●山中伸弥（やまなかしんや）氏

京都大学iPS細胞研究所所長で、ノーベル賞受賞学者。京都府・京都市のホームページに「新型コロナワクチンに関する若い世代の皆様へのメッセージ」として、ワクチン接種を呼びかける動画を掲載。動画内では、「ワクチン接種の副反応は数日で『必ず治る』」「ワクチンを打つと将来何か起こるんじゃないか、不妊になるんじゃないか、（という疑問はあるが）それは根拠のないデマです」「ワクチンはあなたを感染から守ります」と死んだ魚の目で語っている。所長を務める京都大学iPS細胞研究所で2017年2月に発表した論文に不正が発覚、処分を受けていた。

●岡田晴恵（おかだはるえ）氏

白鴎大学教授。感染症学、公衆衛生学の専門家として、コロナ騒動の初期に局を選ばず、頻繁にテレビに出演していたが、語る内容はとても専門家とはいえないレベル。「健康な人も全員週1回PCR検査をすべき」や「ニューヨークの惨状は2週間後の東京だ」などと、過激なコメントでコロナの恐怖をあおっていた。2021年秋頃からは出演が減った。

●西浦博（にしうらひろし）氏

京都大学大学院医学研究科教授。理論疫学の自称専門家として、テレビに度々出演。感染拡大を防ぐには、「人と人との接触を8割減らすこと」を主張し、「8割おじさん」と呼ばれるように。「最悪の場合、42万人がコロナの犠牲になって死ぬ」「東京都で最大9万人が毎日感染する」との予測を発表し、恐怖をあおったが、大幅に予測は外れた。その検証と反省はもちろんされていない。

●忽那賢志（くつなさとし）氏

大阪大学医学部感染制御学教授。2019年の時点では、風邪やインフルエンザはマスクでは予防できないと語っていたのは有名だが、コロナ騒動が始まってからは、先陣を切ってマスク着用を呼びかけている。ワクチン接種の推進を唱えて、テレビ、新聞、雑誌に多数露出している。ワクチン接種を呼びかける政府広報のCMに出演しているだけでなく、ファイザー社のポスターにも出演。『文藝春秋（2021年10月号）』に「読んではいけない「反ワクチン本」」というタイトルで、反ワクチン本を非難する記事を寄稿している。コロナ禍中の2021年、国立国際医療研究センターから、大阪大学医学部に栄転。

●こびナビ（Covi navi）

複数の医師が所属する新型コロナワクチン啓発プロジェクトとして2021年2月に発足された。ワクチンを推進する情報を発信し、リスクを指摘する声をデマとして片付けた元凶団体。元ワクチン担当大臣の河野太郎議員のブログを監修し、医療情報を提供していたのがこびナビといわれている。2022年3月以降、目立った活動は見られず、忘れられた存在となっている。

●SNS、ネット上でワクチン接種を積極的に推奨してきた人たち

●知念実希人（ちねんみきと）氏　Twitterアカウント @MIKITO_777

自称小説家で医師。ある日突然、ワクチン推進の強力な布教者となり、SNSで持論を展開。主にツイッターでコロナの恐怖をあおり、ワクチン接種するよう誘導してきた。2021年8月、自身のツイッターで「新型コロナワクチンの成分は、mRNAと水、油、塩が主成分なので、ほぼドレッシング」と発言。また、最近も「コロナが『ただの風邪』に近づいてきたのは、ワクチン接種が進んだおかげ」とし「ワクチン未接種の人にとって、コロナやインフルは致死

性の感染症」と発信している。2021年3月号の文藝春秋で、「メディアに溢れる『アンチワクチン』デマに騙されるな」という記事を寄稿。これからどのように扱われるか注視されたい。

●北里紗月（きたざとさつき）氏　Twitterアカウント@kitazatosatuki

本名石井真由子。自称小説家で臨床検査技師。ワクチン接種後に30代のご主人を亡くした女性のツイッターに対して「雑なデマ」「笑ってしまう」とコメントを残した。ワクチン被害者遺族の誹謗中傷を助長。こちらもどう扱われるか注視されたい。

●峰宗太郎（みねそうたろう）氏

自らを〝ばぶちゃん〟と呼び、身近で気軽に質問できる存在をSNSでアピール。2020年時点では、自書「新型コロナとワクチン 知らないと不都合な真実」で、「すべての情報を開示すれば、打つ人は減る」、「10年後に何が起きるか誰もわからない」と記述していたのにもかかわらず、「こびナビ」の副代表を務めてからは態度を一変。「mRNAワクチンを打っても、長期的な副反応はまったく心配いらない」「細胞に入ってもRNAとスパイクタンパクは10日以内になくなる」と語り、マスク着用、ワクチン接種をあおった。２０２２年４月にはツイッターを閉鎖している。

●手を洗う救急医Ｔａｋａ 本名 木下喬弘（きのしたたかひろ）氏 Twitterアカウント @mph_for_doctors

「こびナビ」を設立、副代表を務め、ワクチン接種の啓蒙活動を積極的に行っている。自身のツイッターで、「最近の死亡例の報道は全部バカバカしい」「（ワクチンの）副反応である確率は０・００００１％ぐらい」と発言。週刊現代の取材に対しても「子どもへの接種も有効で安全性が高い」「まったく心配なく打っていただいていい」と答えている。「つべこべ言わずに打て」「（自分はワクチン）打ったふりしてました」などの発言で大炎上した自称救急医。また、「みんなで知ろうＨＰＶプロジェクト」通称「みんパピ！」を立ち上げ、子宮頸がんワクチン接種についても推奨する活動を積極的に進めている。

●倉持仁（くらもちじん）氏 Twitterアカウント @kuramochijin

栃木在住の開業医。ワイドショーに度々出演し、ワクチン接種を推奨している。「ワクチンを打つのを怖がるのは飛行機に乗るのを怖がるのと同じ」「ワクチンをまったく打たないと基礎免疫がつかない」「未接種だと何度もかかるリスクがある」と発信した。2023年1月時点でも、「〝コロナは風邪〟〝ワクチン意味ない〟はすべてデマ」「速やかに検査し治療する一択」と述べている。

●ひろゆき（本名 西村博之 にしむらひろゆき）氏

2ちゃんねる開設者で実業家、著述家。さまざまなメディアでコメントを発信し、論破王などと自称しているが、まったく論破できていないとネット上では揶揄されてばかり。医療知識についてはまったくの素人だが、「反ワクは分類としてはテロリスト」「ワクチン反対派はコロナにかかってくれれば人類にとってメリット」などと発言し、ワクチン接種を進めるだけでなく、ワクチン反対派を中傷してきた。

●ホリエモン（本名 堀江貴文 ほりえたかふみ）氏

ライブドア創設者で実業家、著述家。mRNAワクチンと不活化ワクチンの違いすら混同している素人だったが、「反ワクチンの人は自主的に私から縁を切って」「ストレス溜まる」「ワクチンを打たない人は頭悪すぎ」「ワクチンは素晴らしいもの、疑いの余地なし」とワクチン反対派を非難。しかし、別の動画では「mRNAワクチンは生物兵器」と発言していることから、ある程度危険性を知った上での発言だったといわれている。別の発言からはそもそもワクチンの機序さえ理解していないとして大炎上。子宮頸がんワクチン接種を推奨する一般社団法人予防医療普及協会の理事を務めている。

●成田悠輔（なりたゆうすけ）氏

経済学者。イエール大学助教授で、テレビ番組やユーチューブ番組で刺激的なコメントで注目を集めている。人口削減計画を進めることで有名な「ダボス会議」に、2023年3月日本人で唯一、ヤンググローバルリーダーに選ばれ「高齢者は集団自決」で話題に。ワクチン反対派を自身の影響力を使って、徹底的に弾圧。

●河野太郎氏の罪について

コロナ騒動をあおり、ワクチン接種を推し進めてきた権化のような存在が、河野太郎氏だろうと思います。いまここで、彼の言動についてもまとめておきたいと思います。

自民党所属の衆議院議員で、2021年1月〜2022年8月の間、初代ワクチン接種推進担当大臣を務めた人物。コロナ騒動の初頭は、各国とも新しいワクチンの発売開始に沸き立ち、ワクチン確保合戦に。遅れを取った日本は、河野氏の担当大臣就任で、ワクチン確保・推進に動き、数日後には、ファイザーとのワクチン供給契約を締結。その結果、大量に購入したワクチンをなんとしてでも打たせようと、強硬な姿勢で発言を繰り返し、国民をさらなる混乱、悲劇に陥れていた。

ワクチン接種推進のために彼が取った行動や発言が、さまざまな場面で物議をかもしている。特に象徴的だったのは、若い世代にワクチン接種を推し進めようと企画された、若者に人気のユーチューバー・はじめしゃちょー（チャンネル登録者数1,000万人超）との対談動画。動画内で「治験が省略されることなく実施され、有効性が確認されている」や「2回打つことでかなり効果が出る」と発言したが、実際には、製薬会社もまだ治験中で、安全性を確認している最中である新型コロナワクチンに対してそのように断言していることに、ネット上では非難が相次いだ。

また、「アメリカで2億回くらいワクチンを打って死んだ人はゼロ」とも発言。しかし、実際には当時の時点で、すでにアメリカCDC（疾病管理センター）が、ワクチンによる死亡者数は1万人を超えたと発表していた。

さらには、ADE（ワクチンを打つことによってむしろウイルス感染を促進してしまうこと）の可能性を指摘する意見を「新型コロナウイルスワクチンのデマ」として紹介し「新型コロナワクチンはADEの可能性は考えにくい」と明言しているが、これについても、厚生労働省のワクチン分科会副反応検討部会で、委員も厚労省の事務局もADEの危惧があったことを認めているし、ADEは獣医学の教科書にも載っているレベルの話であり、この発言こそがデマだったとして大炎上した。

個人でも、自身のツイッターアカウントやブログ『ごまめの歯ぎしり』、ＹｏｕＴｕｂｅチャンネルなどSNSを駆使し、「〝ワクチンを打って何千人の人が亡くなった〟や〝ワクチン接種で不妊になる〟という話はデマだ」と断言。また、「ワクチンで心筋炎になることはあっても、確率的に小さいし、軽症。ほとんどの人は回復している」と語っているが、２０２１年以降の心筋炎の発生数は史上最大数である。

その後、ワクチンに効果がないことが少しずつ明らかになり、否定的なコメントが増えてくると、ワクチンに批判的な意見を発信している人物のアカウントを次々とブロックしたため、〝ブロック太郎〟という異名がつけられるほど。ワクチン接種後に夫（当時36歳）を亡くし、健康被害救済制度の認定を受けた遺族の須田睦子さんのアカウントまでブロックしていた。接種を推進したからこそ率先して救済すべき立場でありながら、ご遺族の言葉から耳を背ける姿勢に、インターネット上で非難が集中している。

2022年8月には、第二次岸田改造内閣で、デジタル大臣に就任。マイナンバーと保険証や免許証との紐付けを担当する責任者となる。任意であるはずのマイナンバーカードを保険証の廃止によって事実上の強制とする法案を成立させるなど、引き続き、日本を超管理社会へ陥れる旗振り役を担っている。

河野太郎氏はこのように、検証もされていないワクチンの安全性を、検証がなされているかのように発信していました。ワクチンの安全性への科学的危惧については、すべて「デマ」と決めつけ、こともあろうに遺族の声もシャットダウンしています。そんな河野氏の発言に対して、大手メディアは何ひとつ検証もせず、ただ垂れ流していただけです。ワクチン接種を推進する発言は報道し、その後誤りが発覚しても訂正もしないのが、大手メディアの一貫した姿勢でした。

新型コロナ騒動時にはなんの疑問も感じなかった人たちも、河野太郎氏のマイナンバーカードをめぐる発信のありように、さすがにおかしさを感じ始めているのではないでしょうか。

第二部

3年のコロナ騒動を経た日本で何が起こっているか

第四章　日本人が弱り、減っている

●出生数が大幅減少。これもワクチンが影響か

本書の冒頭で、2021年と2022年の超過死亡数が異常な増え方を見せていることはすでにお伝えしましたが、そこに追い討ちをかけるように、子どもの出生数も急速に減っています。2023年6月に厚生労働省が発表したデータによると、2022年の国内の出生数が前年比5・1％減の77万747人。80万人を割ったのは、統計を取り始めた1899年以来初めてのことで、国立社会保障・人口問題研究所が出した2017年の推計では、〝80万人を割るのは2033年〟と予想されていましたが、予測よりも11年も少子化が早まった結果となっています。

これについて、政府は新型コロナの自粛生活の影響で、婚姻数が減ったからだと説明しています。確かにその影響はあると思いますが、それだけではないと考えます。そもそも、新型コ

出生数の推移

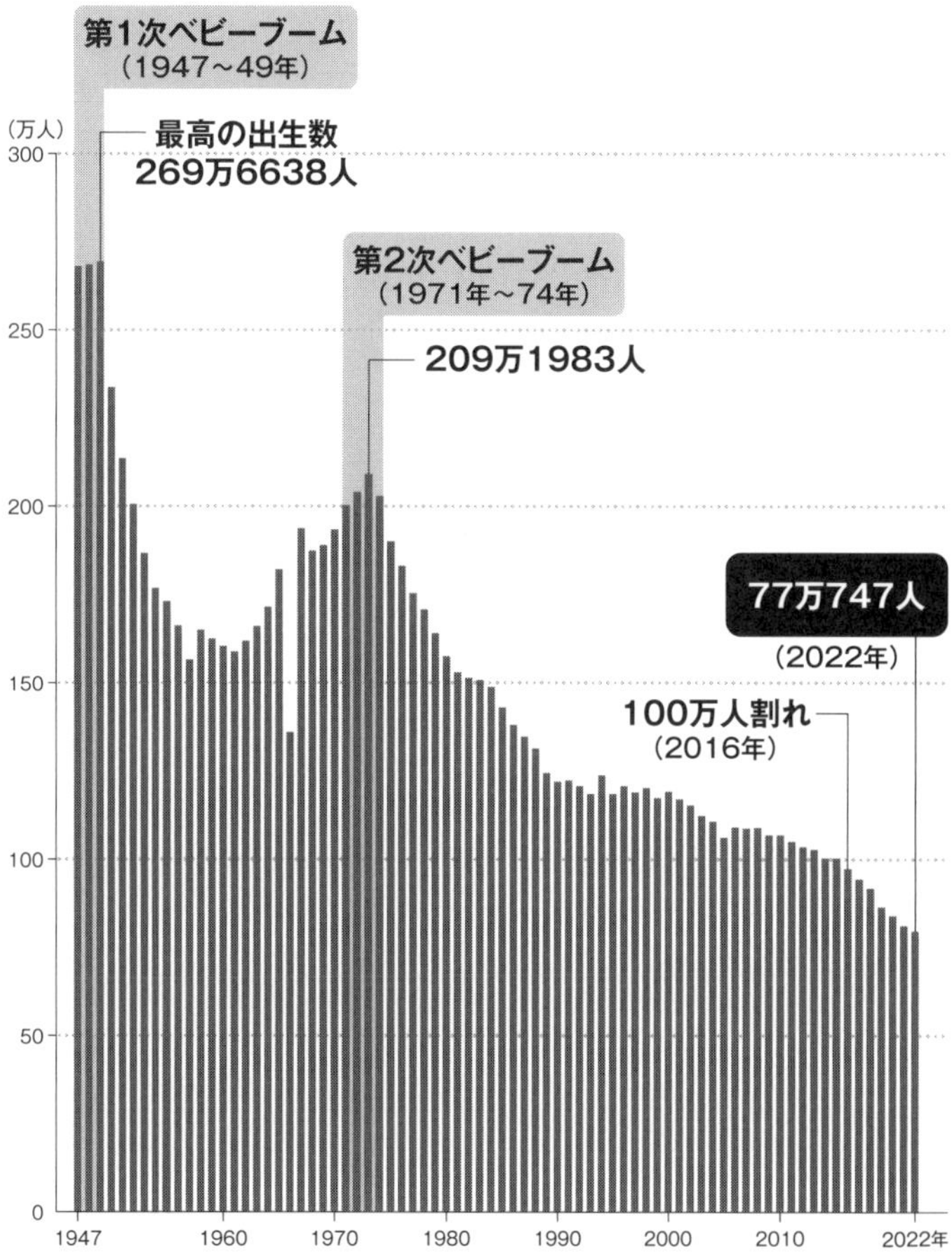

出典：厚生労働省・人口動態統計

ロナ騒動自体、政府とメディアがつくり上げたようなものですから、彼らこそが出会いの場を減らして、若い世代が結婚しないようにしているという点を忘れてはいけません。また、新型コロナの影響で、若者が経済的に不安定な立場になることで、結婚を考えられなくなったという可能性も確かにあります。

しかし、そうした理由以上に大きなインパクトを与えていると私が考えているのがワクチンです。そもそも、新型コロナワクチンには不妊のリスクを高めるという論文が出ています。理屈的にはスパイクタンパクは卵巣のタンパク質に似ているので、ワクチンを打った人は卵巣も同時に攻撃されるため、不妊リスクが高まるということです。また、オーストラリアで、2021年から不妊率が急激に増加しているというデータが出ています。

それに、婚姻数にも関係するのでしょうが、そもそも若い世代が日本という国に未来を感じていないということは大きく影響していると思います。

いずれにしても、年間出生数が80万人を割り、年間の死亡数は159万人と、生まれる数の倍近い数が死亡していることを考えると、日本の人口は急速に減っていることがわかると思います。2050年には8,000万人を割るのではないかという勢いで、このように極端な人口減少率の国は世界を見渡しても、日本くらいしかないのです。

世界的にも、不妊のリスクを訴える論文が多く出ており、それを裏付けるかのような出生率の低下が見られるにもかかわらず、日本では、国や多くの医師がいまだに「コロナワクチンと不妊は関係ない」との姿勢を崩していません。

●ワクチンの後遺症とはどのような症状なのか

死亡とまではいかなくても、なんらかの不調を感じている人はその何十倍も存在します。ワクチン接種がきっかけで出てきた体の不調は、ワクチン後遺症の可能性が高いです。そしてそれはすぐに症状が出るのではなく、タイムラグがあって出ることが多いことに留意しなければいけません。また、メディア等で、「コロナ後遺症」という言葉を聞いた人も多いと思います。私は、厚生労働省や大手メディアが「コロナ後遺症」としている一連の症状の大半は「ワクチン後遺症」であると確信しています。新型コロナウイルスは、そんないろいろな後遺症を生むほど、強いウイルスではありませんし、ワクチン後遺症をごまかすための戦略でしょう。

ワクチン後遺症としては、あらゆる症状が考えられますが、もっとも多いのは血栓症です。

高齢者や若い人にも、血栓による脳梗塞や心筋梗塞を起こす人が実際に急増しています。こうした血管疾患は通常、若い世代の人には滅多に起こりません。

大学病院で勤務する私の知人医師（脳専門）によると、原因不明の血栓症、塞栓症で運ばれてくる人が非常に増えているということです。しかも、集団でワクチン接種をしているせいなのか、その数には増えたり減ったりと波があるだけでなく、いままでの医学経験では見たことがないような血栓症があるとのことです。一例としてたとえば脳梗塞は脳の血管が1本詰まるような病気ですが、最近病院に運ばれてくる人の中には、全身血栓症になっている人が増えているとのこと。これは単なる生活習慣病や動脈硬化では説明するのが困難です。

国外を見ると、新型コロナワクチンによる血栓症の報告が相次いだため、接種を中止する国が数多く出てきました。ノルウェーでは、療養施設内に住む高齢者や新型コロナ患者、密接に接触する医療専門家の優先接種を行いました。ところが、２０２１年の3月30日時点でワクチンの投与が一時停止されたとき、最初の予防接種を受けてから10日以内に、32～54歳の５人の医療従事者に異常な部位での血栓症が起きたことがわかりました。

日本の大手メディアは、一切報道していませんが、2022年3月にアメリカの裁判所でファイザー社のワクチン治験データ公開命令が下されました。アメリカの非営利団体が訴えた結果です。そこにはワクチン接種が始まった頃には完全に伏せられていた膨大な副反応のデータが記載されていました。また、ワクチン接種による自己免疫疾患のリスクや免疫力低下の可能性にも触れられています。

それを踏まえると、最近話題になっている〝ターボがん〟と呼ばれる急速に進行するがんもワクチン後遺症のひとつといえます。おそらくワクチン接種による免疫力低下が原因だと推測されますが、これは非常に多く見られます。普通、初期がんがわかってから、それが末期がんに進行するまでは、短く見積もっても2～3年はかかります。ところが、最近ではそれが1ヶ月やそこらで進行する人が増えており、私も多数経験しています。

たとえば、胃がんや大腸がんと診断された人が、1ヶ月後にはもう腹水が溜まっている状態になっている例も少なくありません。これは腹膜播種（ふくまくはしゅ）で、完全に転移がんになっている状態です。

ほかにも、大学病院の知人医師によると、入院したときには、CTでほぼ確認できない程度だった食道がんの患者さんが、食べ物が飲み込みづらいと訴えて、2～3週間後に再びCTを撮ったら、その時点ですでに食道が急速に大きくなったがんで詰まっていたとか。

インターネットでは、ターボがんは陰謀論だという意見もよく見られますが、陰謀論ではなく、実際に起こっていることです。医原病や薬害を考えるときの基本は、論文や研究ではなく事実を単純に見つめることから始まるのです。


前述したように、不妊症もそうです。「不妊はデマ」と当時たたかれましたが、スパイクタンパクは卵巣に溜まってそこを攻撃するという論文も出ている通り、妊娠しにくくなることは明らかです。ファイザー社の元副社長であるマイケル・イードン氏はワクチン試験を即刻停止するようEUに要請し、「新型コロナウイルスは無期限の不妊症を引き起こす懸念がある」と告発しています。不妊リスクについて、大手メディアがなぜ一切報じないのか理解できません。

そのほかに、全般的に感染症にかかりやすい人が増えます。ワクチンを打つことによって、免疫力が下がり、さまざまな感染症を引き起こすからです。たとえば、帯状疱疹。実際にワクチン接種が始まった頃から帯状疱疹の例が一気に増えましたが、これは免疫力が落ちて、潜在的に身体に持っていたウイルスが活性化して、症状として出ているとささやかれています。また私は前作では帯状疱疹ではなく、帯状疱疹もどきではないかという考えも紹介しました。

大学病院でも帯状疱疹で髄膜炎や脳炎の人も増えているということです。髄膜炎は死に至ることもあります。しかし原因不明の変性疾患や病名がつけられない症状も多く、検査してもわからない。どの病名にも当てはまらないのに、確かに症状はあるという状態で、ひどい医師だと、心の問題といって片付ける人もいるとか。いろいろな診療科や病院をたらい回しにされて、医療ショッピングのような状態になっている人も増えているようです。

梅毒も急増しています。２０２２年には前年の１・６倍となっているとか。これも多くの人に免疫力低下が起こっていることが原因と考えられます。

●「ブレインフォグ」は心の問題ではない

「ブレインフォグ」も後遺症のひとつとして話題になっています。頭に霧がかかったように日頃からモヤモヤとして、頭がボーッとしたり、目の前のことに集中できなかったり、記憶力が低下したりする症状のことです。これも新型コロナウイルスに罹患した後遺症だとされていますが、それよりもワクチンの影響のほうが大きいと私は見ています。

しかし、脳のＭＲＩを撮っても、脳波を測定しても、ワクチンの影響であることを証明するのは難しいでしょう。子宮頸がんワクチンのときも同じでしたが、具合が悪くて病院を受診し、検査をしても、どこも悪くない、正常だといわれ、「心の問題だろう」と片付けられ、精神科を受診した女の子が多数いました。私も実際に子宮頸がんワクチンの後遺症を発症している人に会ったことがあります。けいれんしていたり、ギランバレー症候群のような筋力低下の状態になっている人を診て、あれを「心の問題」と片付けるのは、ほんの少しでも良心がある医師にはできないと思うのですが。

心の問題とされて出された精神薬を飲み始めてしまうと、クスリ中毒という負のループに陥ってしまいますから、まずは「ワクチン安全神話」から抜け出すことが大切です。

一方で、最近は「ワクチン後遺症外来」なるものをビジネスにしているクリニックが出てきています。最初から、新型コロナワクチンに反対していた医師が「ワクチン後遺症外来」を開くならまだ理解できますが、ワクチンを推奨していた医師や打ってきた医師が、「ワクチン後遺症外来」をビジネスにしているケースばかりで、ただ儲けたいだけ、製薬会社の手先といっても差し支えないレベルの診療が多いです。受診する場合はよくその病院の方針を確認することをおすすめします。

いずれにしても、いま身近で、ブレインフォグに似た症状を抱えている人がいる場合は、精神科や心療内科をすすめられても、受診しないように。カラクリに引っかかってはいけません。

●接種回数が増えるほど、免疫力低下などリスクが高まり、死者が増える

「ADE」についても知っておくと、コロナ後の社会を理解しやすくなります。これは〝抗体依存性感染増強〟のことで、要するにワクチンがつくった抗体によって、本来はウイルスから体を守るはずの抗体が、逆にウイルスの感染を促進してしまうことです。新型コロナウイルスにかかりたくなくてワクチンを接種するのに、ワクチンを接種したほうがかかりやすくなってしまうという本末転倒さ。さらに、感染した免疫細胞が暴走し、ワクチンを打っていない人よりも症状を悪化させてしまう現象のことです。まさに医療が原因で起こる病気「医原病」の典型ですね。

ですから、1回接種の人よりも2回、2回接種の人よりも3回接種した人のほうが、死亡や重症化のリスクが増します。ファイザー社はひそかに猫やアカゲザル、マウスなどを使って、動物実験を行っていましたが、猫は50匹すべてが死んでしまったと米国上院議員が議会で証言しました。この証言はフェイクニュースとされていますが、ワクチンの影響というよりADE

の影響と考えるとありうる話だと思います。

機序はこうです。新型コロナワクチンを打つことによって、体がそのウイルスを認識したフリをします。でも、これはきちんと認識したわけではないので、また次に同じものが入ってきたときに、体が強力に拒否反応を出して、免疫が本来攻撃する必要のない正常な細胞も攻撃してしまう「暴走」状態になるのです。

ハチに初めて刺されたときより、2回目、3回目と重ねて刺されるほうが危険、という仕組みと同じで、重なるほどにリスクが高まります。前述したように、2022年12月から1ヶ月あまりで日本におけるコロナ死亡者が1万人を超えました。2022年5月に4回目接種がスタートしてから日本のコロナ感染者数もコロナ死者数も激増しています。5回目接種が始まったのが2022年秋。ちなみに2022年12月の数字は人口比で見ると世界最多の死亡者数です。追加接種に効果があるならば、死亡者数は圧倒的に減るはずです。しかし、残念ながら世界一の追加接種回数を誇る日本において、打てば打つほど死亡者が増えているのが現実です。それでも日本中、いまだ「重症化を防ぐ」のウソにだまされているようです。

あなたがすでに打っていたとしても、このようなリスクを理解した段階で、それ以降は一切打たないことをおすすめします。6～7回目の追加接種など特に危険です。これは、新型コロナワクチンに限らず、すべてのワクチンについて同じです。

●ワクチンの後遺症はいつまで続くのか

これまで紹介してきたワクチン後遺症のいずれかの症状が出ている人は、これはいつまで続くのだろうと不安に感じているかもしれません。これは人によりますが、最低でも数ヶ月～半年は続くでしょう。製薬会社が、ワクチンの有効期間は数ヶ月といっているのですから、当然、そのくらいの期間は体に残留していると考えます。

後遺症が強い場合、残念ながら可能性として一生続くことも。私が多数相談に乗ってきた患者さんたちはそのパターンが多いです。一度、脳細胞が壊れてしまうともとに戻らないように、ワクチンはそもそも自己免疫システムに対して、抗体をつくるよう記憶させる目的を持ってつくられているのですが、記憶のさせ方を間違って行っているので、狂った記憶を持った自己免疫システムで生きていくことになります。これも新型コロナワクチンに限らず、すべてのワクチンについても同じことがいえます。

一生続くような後遺症に悩まされる場合は、国の責任を認めさせるという意味でも、国の予防接種健康被害救済制度への申請が必要になってくるでしょう。知らない人のために説明しておくと、予防接種健康被害救済制度とは、予防接種法に基づく予防接種を受けた人に健康被害が生じたときに、その健康被害が接種によってもたらされると厚生労働大臣が認定した場合、市町村により補償が得られるという制度です。もちろんこの制度にもさまざまな問題があるのですが、大半の人はこのような制度があることさえ知らず、あきらめているのではないでしょうか。

●11歳以下の子どもの接種について

私は2022年3月に「脱コロナ時代に親が知るべき20の心得　コロナワクチン　いまこそ子どもを守れ！」（マキノ出版刊）を書きました。執筆段階では、まだ11歳以下の子どもたちへのワクチン接種は始まっていませんでした。本を書いた甲斐もあったのか、5歳から11歳までの子どもの接種率は2023年7月18日段階で1回目接種18・2％にとどまっています。もちろん、0％であってほしいと願っていましたが、この程度の数字にとどまってよかったと感じています。大人だけの問題だったときは、なんとなく周りに流されて接種したという親も、子どもの問題になってようやく真剣にワクチンについて考えるようになったのかもしれません。また、大人のケースでは、打ちたくないけど職場で強制される同調圧力でやむをえず打った人も一定数いたと思いますが、子どもの場合は同調圧力はそこまでなかったのではないかと感じています。

しかし、11歳以下の子どもへのワクチン接種を中断している国も多い中、日本では政府や自治体による推進は収まるどころか、さらに積極的になっています。厚生労働省は「努力義務」の適用を開始し、日本小児科学会も「推奨する」に表現を変えています。東京都も5歳から11歳までのワクチン接種会場をわざわざ設け、4回目以降まで接種させようとしているのですから呆れます。2023年7月28日には、厚生労働省が新型コロナワクチン接種後に死亡した14歳の女性について、「接種と死亡との因果関係が否定できない」と認めました。当然11歳以下にも同様のリスクがあります。

絶対に子どもに接種させてはいけません。

●多くの医師がこれだけの被害を見て見ぬふり

ここまで読んでこられた人は、なぜそんな危険なワクチンが野放しにされているのか、なぜ我々の健康を守ってくれるはずの医師たちはワクチンについて何もいってくれないのか、と素朴な疑問を持つことでしょう。

これについては残念ながら、お金が絡んでいるから、黙っているほうが儲かるからというのが一番の理由です。ワクチンに協力する医師が得られる報酬については、第二章で詳しく書いていますので、そちらをお読みいただければと思います。

病院の現場での話をしましょう。ワクチン接種後に死亡した人の解剖を行っている某病院医師の話によると、亡くなった人の血栓の量がすごいようです。もっとも重症だった例は、頭だけでなく、肝臓、腎臓、肺、足や大動脈など全身至るところに血栓ができていて出血もあったと。それでも、原因がわからないと首をかしげている医者が大半だとのことです。普通の医師の感覚なら、ワクチン以外に原因は考えられないと思うのですが。

本来、病院であれば死因がわからない場合、死後の解剖はやらないといけないものです。しかし、遺族が希望しなかったり、病院側の予算の問題があったりして、日本では海外に比べて、解剖をやる率は非常に少ないです。100人に一人くらいの割合なので、原因が究明できていない人がほとんどだ、ということです。医師側からは、ワクチンの可能性に触れませんし、解剖するかどうかの説明もしないことが多く、「原因がわからない」とか、なんとなくの予想で病名をつけて、それで家族を納得させて終わっているケースが多いのです。

解剖ができなかったとしても、私は血液だけでも取っておいて冷凍保存しておけば、後々裁判になったときにも役立つと思っているのですが、それもやっていない人が多いのが現状です。

少し話がそれましたが、医師が被害を見て見ぬふりをするほかの理由として、自分を正当化したいという心理が働いているからということもあると思います。賢い自分たちがやっていることが間違っているはずがない、という意識ではないでしょうか。そういう医師たちは自ら人を死なせることに加担しているとは到底認めることができず、ワクチンには効果があることを示す論文にすがります。当然、そのような論文は御用学者によるもので、製薬メーカーに都合のいい内容しか書かれていません。このような御用論文がすべての薬害事件を引き起こしているのですから。しかし自分を守るためにそれにすがるしかない、ということです。

もちろん、ワクチンが危険であることをうすうす認識している医師もいるでしょうが、その危険性を指摘すると、医師仲間から睨まれ、疎まれます。村八分にされるのを恐れて声を上げることができないでいるのだと推測できます。

●報道されていないだけで、すでに史上最悪の薬害事件に発展している

23ページでもお伝えした通り、2023年7月28日の厚生労働省の発表では、コロナワクチン接種後に死亡した人は、2,076人、重篤な副反応2万7,361人と報じられています。この数字は、インフルエンザワクチンの同数の接種回数と比較して圧倒的に多い死者数です。おおよそ50倍にも及びます。また、予防接種健康被害救済制度には2023年7月31日までに8,388件の申請があり、3,586件が認定されました。これは1977年2月から2021年末までの45年間で新型コロナ以外のワクチンに対して認定された3,522件の健康被害を上回る数字です。しかも、4,176件がまだ未審議です。明らかに史上最悪の薬害事件といえるでしょう。

コロナワクチン副反応の週別報告件数

接種日	コミナティ筋注（総数）						
	推定接種者数（回分）	副反応疑い報告数		重篤報告数（内数）		死亡報告数（内数）	
		報告数	報告頻度	報告数	報告頻度	報告数	報告頻度
21/2/17－22/2/13	178,608,054	28,430	0.0159%	6,197	0.0035%	1,127	0.0006%
2/14－3/13	14,516,533	385	0.0027%	183	0.0013%	60	0.0004%
3/14－4/10	10,009,453	193	0.0019%	82	0.0008%	13	0.0001%
4/11－5/8	6,745,088	170	0.0025%	67	0.0010%	7	0.0001%
5/9－6/5	4,760,481	115	0.0024%	47	0.0010%	4	0.0001%
6/6－7/3	2,895,208	56	0.0019%	30	0.0010%	6	0.0002%
7/4－7/31	8,676,394	108	0.0012%	55	0.0006%	19	0.0002%
8/1－8/28	9,707,959	136	0.0014%	59	0.0006%	14	0.0001%
8/29－9/25	5,446,310	69	0.0013%	27	0.0005%	7	0.0001%
9/26－10/23	4,848,914	63	0.0013%	20	0.0004%	1	0.0000%
10/24－11/20	12,281,962	143	0.0012%	56	0.0005%	17	0.0001%
11/21－12/18	19,562,104	230	0.0012%	96	0.0005%	21	0.0001%
12/19－23/1/15	9,751,425	62	0.0006%	20	0.0002%	7	0.0001%
1/16－1/22	1,950,218	6	0.0003%	2	0.0001%	0	0.0001%
不明	—	182	—	122	—	44	—

出典：厚生労働省ホームページ

ワクチン接種後に身内を亡くした人たちが集まり、「ワクチン被害者遺族の会」として声を上げ、ワクチン被害を訴える動きが出ています。第四部では、ワクチン被害者遺族の会を中心となって立ち上げた鵜川和久氏や当事者遺族の方たちとの対談も掲載していますので、そちらも読んでいただければと思います。

これから先、日本でも「実はコロナワクチンは危険だった」という認識は一般的になるでしょう。そのとき、第三章で挙げたようなワクチンを推奨してきた医師たちや政治家、専門家たちは一体どうなるのだろうと思うかもしれません。ところが、日本ではこれまで薬害事件が起きたとき、過去に同じようなことが何度も繰り返されており、その度に、医師たちは責任を免れ、何事もなかったかのように日常に戻っているのです。

薬害エイズ問題やB型肝炎訴訟、C型肝炎訴訟も、同様に被害者の声をつぶそうとしてつぶしきれず、表に出てきてしまうまでの大きな動きになりました。すると最後は国が賠償金を支払うことで、問題を無理やり終わらせてきました。そこに関わった医師たちは免罪です。私は残念ながら、こうした過去の薬害訴訟と同じような経緯を辿るのではないかと予想しています。彼らは裁きを受けるべき人たちですが、彼らを裁けるかどうかは日本人が無関心から脱却できるかにかかっています。

ただ、これまでの薬害訴訟はそれでも範囲が狭いので、今回の新型コロナワクチンのパンデミックとは状況が違います。輸血が原因で、ＨＩＶや肝炎にかかったのは一部の人でしたので、大半の人が無条件に被害者に同情できました。その結果世論が動いたのです。しかし新型コロナワクチンによる薬害は大半が当事者ですから、約8割の人が医師と同じ立場で、自分を正当化したいという心理が働いています。薬害の被害者としての当事者意識を持つには時間がかかるかもしれません。

しかし、コロナワクチン後遺症は時間差で現れることもあります。自分には関係ないと思っていても、明日は我が身という可能性があることは覚えておいたほうがよいでしょう。

●死亡とワクチンの因果関係を認めていない政府

政府はワクチン接種後に亡くなった人たちに対し「ワクチン接種と死亡との因果関係は不明」として、いまだ因果関係を認めていません。現時点で因果関係は認めていなくても「因果関係が否定できない」として死亡一時金の支払いが認められたのは2，076件中たったの147例です（2023年7月31日現在）。国は接種から数日後に亡くなっても因果関係を認めないどころか、接種会場で亡くなっても因果関係を認めていません。

ただ、147人でも死亡一時金の支払いが認められたのは遺族の方々を中心とした被害者の会が真剣に動いているおかげ。2022年10月にワクチン被害者遺族の会が結成され、現在では74人規模の組織となり、記者会見が開かれ、少しずつ注目を集めるようになってきました。こうした動きがあったからこそ、週刊新潮が、2022年12月と2023年1月に、コロナワクチンの闇について取り上げ、その後、この問題を取り上げる週刊誌も増えていきました。さらに、これまでワクチン接種後死亡の問題を黙殺していた大手メディアまでもが、黙殺しきれずに報道するようになっています。少しずつですが、声が大きくなっています。

新型コロナワクチンの副反応で死亡した場合、国の予防接種健康被害救済制度で、一時金4，420万円が、介護が必要になるような障害が生じた場合は、障害年金505万円（年額）が支払われることになっています。被害者の会としては、まずはこの被害者救済制度に、認定してもらえるよう訴えかけ、それで認められない場合は、国を相手取って訴える、すなわち国家賠償請求訴訟を起こすことを記者会見の中で明言しています。そうした動きから、認められる人数は少しずつ増えてきています。とはいえ、これはまだ序の口。今後、声を上げなければという遺族が増え、ワクチン被害者遺族の会はもっともっと大きくなっていくと思います。

また、声を上げている被害者の中でも、認められている人と認められていない人がいます。過去の薬害訴訟でも同じことが起きているのですが、補償される人と、されない人がいると、どうしても内部に分裂が生じます。これは被害者の会を一枚岩にさせない、一致団結させない策略です。認定の基準は何かと聞いても、国から明確な回答は返ってきません。

●声を上げている被害者を医師も市民も黙殺している

ワクチンを打ったことで家族が健康被害を被ったり、亡くなったりして、医師に相談に行っても、力になってもらえるとは期待しないほうがよいでしょう。実際に被害者が医師に相談した音源を何度も聞いたことがありますが、ほとんどの医師は自分たちの罪深さを認めたくありません。「医療裁判は難しい」「証明できない」「やってもムダ」「裁判しても絶対に勝てない」

と医師に説得され、泣き寝入りする方向に誘導されていました。これには別の理由もあり、まずは手続きが煩雑で、医師に負担がかかるので申請がおっくうなこと。また実際に、それだけ因果関係を証明することは難しいのも事実です。

一般の人も、声を上げている被害者に対して冷たいです。「新型コロナ怖い」「マスク必要」「ワクチンが有効」と信じていて、ワクチンを打っても健康被害が現状出ていない人からすると、自分たちは大丈夫だったのだから、「声を上げている人たちのほうがおかしい」「デマを流している」と批判するほうが心理的にラクなのです。

ただ、それは無理もないことで、実際に遺族の方と話をすると、「いまは（ワクチンが危険だ）と理解できるけど、家族が被害に遭うまでは、反コロナ、反ワクチンの人たちは危ないヤクザだと信じて疑わなかった」とおっしゃっていました。うすうす気づいている人たちもいるかもしれませんが、心の奥では不安で仕方がないので、怖くて認められないという心理状態ではないかと見ています。実際に多くのスポーツ選手や有名人も、若くして亡くなっている人、突然死している人が多くいるのですから。

●ワクチンで死亡したと科学的に証明できるか

採血を行なって、血液が血栓傾向にあるかどうかは調べることができます。ただ、それはワクチン接種前の数値と比べてどう変わったか、という話ですから、ワクチンを打つ直前と打った直後で、たまたま採血していた、という人は滅多にいないでしょう。

また、ブレインフォグについても、脳のMRIを撮ったり、脳波を調べたりしても、数字には現れてきません。

そんな中、遺族会や遺族会に賛同・協力している医師らが推奨している方法は、死因とされている臓器にスパイクタンパクが多く残留・付着していることを顕微鏡学的に証明するやり方です。たとえば、血管の病気で亡くなったのなら、血管を調べて、血管にスパイクタンパクが残留していることを示そうということです。ところが、それでも国は認めていません。

ただ、注意が必要なのは、死因が〝血栓症〟の場合。その人の血栓を取り出して、そこにスパイクタンパクが含まれているかを調べたとしても、検出は難しいのではないかと思います。

なぜなら、スパイクタンパクは血管を傷つけ、そのせいで血液がスムーズに流れなくなってしまった結果、血栓ができやすくなるからではないかと考えられているからです。この辺りはまだ今後研究の余地があります。

【参考情報】

コロナワクチン接種が日本で始まった後に亡くなった著名人（※70歳以上は省いています）

2021年8月　木下雄介投手（プロ野球選手）27歳　死因不明
2022年5月　河村亮さん（日本テレビアナウンサー）54歳　脳出血
2022年6月　升田尚宏さん（元NHKアナウンサー）55歳　死因不明
2022年7月　島田陽子さん（俳優）69歳　大腸がん
2022年11月　渡辺徹さん（タレント）61歳　敗血症
2023年1月　向井政生さん（TBSアナウンサー）59歳　顎下腺がん
2023年1月　高井美紀さん（MBSアナウンサー）55歳　死因不明
2023年2月　笑福亭笑瓶さん（落語家）66歳　急性大動脈瘤解離
2023年2月　黒崎真音さん（歌手）35歳　死因不明
2023年3月　片瀬美月さん（アイドル）26歳　死因不明

●接種者の近くにいることでの健康被害＝シェディングについて

シェディングの問題についても明らかになってきました。新型コロナワクチンは、体内で新型コロナウイルスのスパイクタンパクをつくるので、接種すると、呼気や汗などを通して周囲にスパイクタンパクを拡散するといわれています。これにより、反ワクチン派の間では、ワクチンを打っていないのに、打った人のそばにいると体調が悪くなることがあると、不安の声が広がっていました。「そんな子どものいじめみたいな話」「それこそ陰謀論だ」ともいわれていましたが、ファイザー社を始め、さまざまな製薬会社の内部文書にもこのシェディングについて掲載されていたことが明らかになっています。

私の患者やその他さまざまな人の話を聞いたり、総合的に判断した結果、シェディングはあるといわざるをえません。症状としては、発熱、喘息、アトピー、皮膚炎、月経困難、血栓症、心筋梗塞、膠原病の事例ですが、これに限らずどんな症状でもありえると思います。ポイントは、それまでいたって健康だったり、既往症などがない人が、急にこれまでにない体の反応を見せていることです。通常、健康な30代の人で、食事にもそれなりに注意を払い、自分で考えてワクチンを打たずにいる人が突然、心筋梗塞になることは非常にまれです。それが、世間でワクチンの集団接種がされた時期の少しあとだと、シェディングを疑って問診を行います。

厳密には、それぞれの不調の原因をシェディングだと特定することは不可能ですが、私の場合は問診に加えて、シェディングの対策となるホメオパシーやバイコム（波動医療器）を使った治療を行った結果、症状がどうなるかを診る、いわゆる〝治療効果判定〟で、シェディングだったのかどうかを判断しています。

「シェディングにならないように免疫力を上げよう！」と考える人がいますが、それは勘違いかもしれません。免疫力が落ちている人がシェディングになるのではなく、むしろ日頃から生活に気を配っている健康な人のほうがなりやすいのです。スパイクタンパク、いわば未知の毒のようなものが飛んできて、体が排除しようと反応を示している状態がシェディングです。普段からジャンクフードばかり食べている不摂生な人のほうがかえって反応は出ません。戦う力、反応する力がないというイメージが近いと思います。だから、すぐにおかしいとピンとくるのです。普段風邪もひかないような人たちが、その時期になって具合が悪くなっているのには、何か外からの原因があると思って然るべきなのです。

では、シェディングにならないためにはどうしたらよいのか？　残念ながら対策はありません。偶然、何かのサプリメントや波動医学、ホメオパシーのレメディが身体に合ったとしても、それはお茶を濁しているだけで、本質的には何も解決していないのです。

今後、6回目以降のワクチンを打つ人は減ってくると思います。ワクチンは打てば打つほど、幾何級数的に死亡リスクや副反応のリスクが上がりますが、実はシェディングも同じです。これまで、スパイクタンパクが飛んできて、それに反応してシェディングを起こしている人は、今後また飛んできた場合に、これまで以上に症状が強く出る可能性があります。究極的なシェディング対策は、みんなが一斉にこれ以上のワクチン接種をやめること。これに尽きます。

●酸化グラフェンとは何か

もうひとつ整理しておきたいのが、酸化グラフェンの問題です。酸化グラフェンとは、酸化鉛のことで、黒鉛を酸化させた有毒物質です。この有毒物質がワクチンに含まれているという噂があり、ネット上では憶測が飛び交いましたが、しばらく有力な情報がありませんでした。

ところが、2021年8月にアメリカの医療コンサルタントでファイザーの元職員であるカレン・キングストン氏が、ファイザーのワクチンには人体に毒性のある酸化グラフェンが含まれていることを証明し、それを告発。そのほかにもいくつかの信用に足る情報が出てきたことから、総合的に見て、私は酸化グラフェンが新型コロナワクチンに入っているのはほぼ間違いないと確信しています。

酸化グラフェンの何が問題なのでしょうか。酸化グラフェンのようにミクロの金属を身体に入れることを「ハイドロジェル化」といいます。要するに体が金属化する、ということです。すると、人間の細胞や体が金属のアンテナのように弱い電気を発するような状態になり、電磁波などの影響を受けやすい存在となります。現時点では、酸化グラフェンによって人間をラジコンのように制御することはできませんが、先の告発でカレン・キングストン氏は、「5Gのような電磁界に帯電させると、人体はダメージを受け、死に至る可能性もある」と語っています。

ネット上では「ワクチンを打ったら腕に磁石がくっつく」や「ワクチンを打った人はBluetoothに反応する」などさまざまな情報が出回っていますが、どこまで本当かはわかりません。ただ、ワクチンに酸化グラフェンが入っていることはほぼ確実なのです。

身体が電気を帯びたからといっていますぐ何か問題が起こるわけではない、と思うかもしれませんが、酸化グラフェンの問題はもうひとつあります。話はシェディングに戻ります。シェディングはワクチン接種者の体から放出されるスパイクタンパクが原因であると述べました。これは憶測の域を出ませんが、酸化グラフェンの存在が明らかになってくると、シェディングの原因は酸化グラフェンではないかと考えられるようになってきました。さらに、未確認情報ですが、酸化グラフェンが体内で「水酸化グラフェン」に変化して、作用しているという情報も出ています。水酸化グラフェンは生分解性がなく、体内に永久に残ることになり、血管などを傷つけることが考えられます。これがワクチン接種者から放出され、打った人も打っていない人も何度もワクチンを打っているのと同じ状態に晒されていることは否定できません。

●ワクチンを義務付けられた国では大規模な抗議デモで早々にワクチン中止

ちなみに、世界ではどのような動きがあるのでしょうか。大規模ワクチン接種と超過死亡者数の増加は、先進国を中心に日本と同様ですが、いち早くその危険性に気づき、大規模な反ワクチンの抗議デモが行われたりして、ワクチン接種が中止、もしくは早々に誰も打たない状況になっています。ワクチン接種を牽引してきたアメリカでも2回止まり。ＮＨＫの発表したグ

世界のワクチン接種回数（100人あたり）

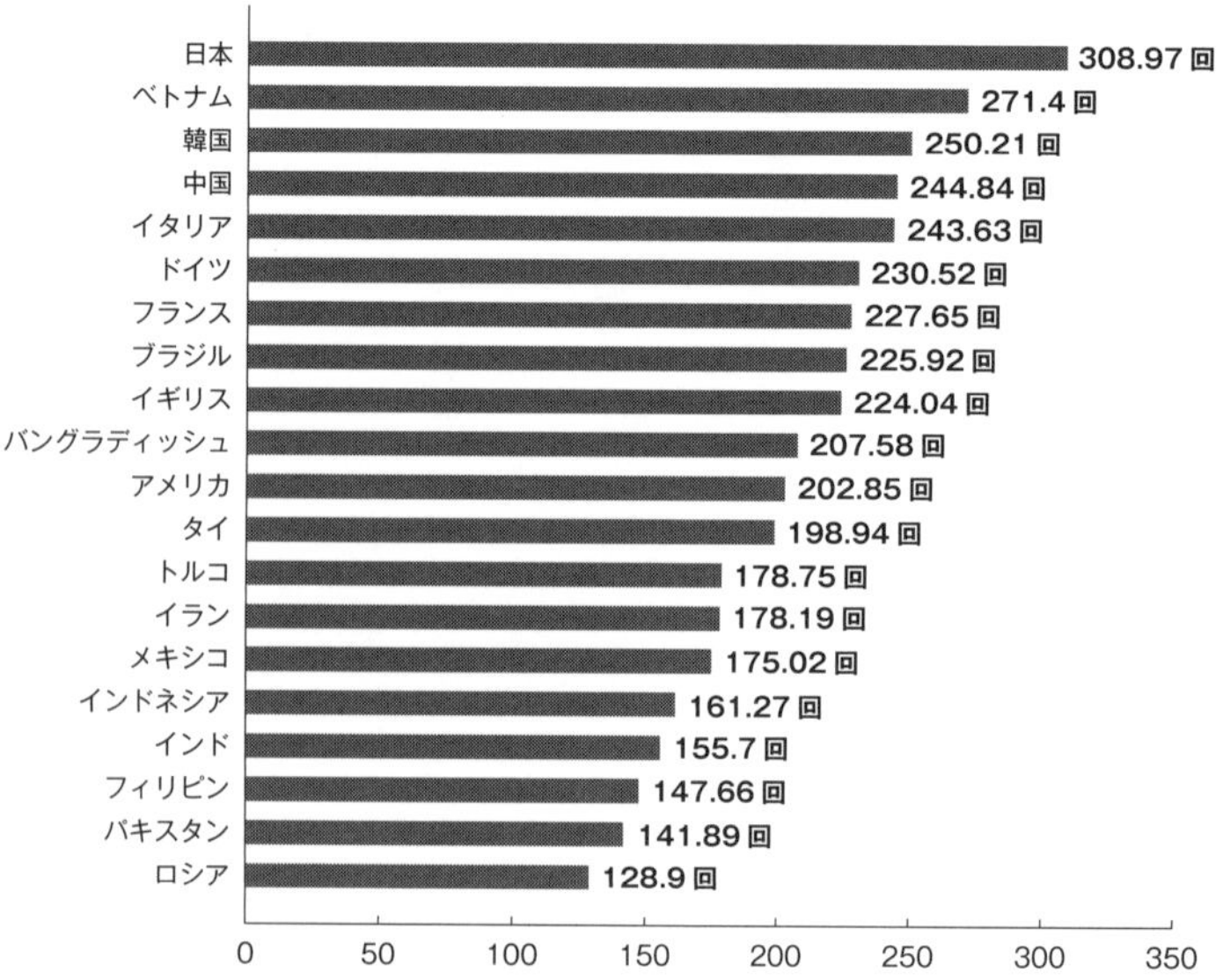

出典：Our World in Data（2023年3月）

ラフ一番下の接種率18位のロシアでさえ、接種回数は一人あたりわずか1・28回。世界には196カ国あり、大半の国は一人平均1回も接種していません。4回目以降を接種している国はほとんどありません。イギリス、韓国は計上すらやめてしまいました。世界がそのような状況で、6回目、7回目と接種が進められているのは日本だけです。

各国の抗議デモの一部

2022年2月 カナダ・オタワ　トラック運転手たちがワクチンに抗議する集団デモを実施。道路をトラックで占める過去30年間で最も大規模なデモを行った。その結果、カナダのいくつかの州ではワクチンパスポートが廃止に。

2022年2月 フランス・パリ　ワクチンパスポートとマクロン政権に反対して、大規模な抗議デモが発生。

2022年2月 アメリカ・ニューヨーク　ファイザー本部前で抗議デモ。ワクチンの副反応の被害者が数百人ほど集まり、ファイザーの責任を追及すべきと主張。このデモ隊は国連本部前でも抗議運動を展開している。

2022年8月 ドイツ・ベルリン 国連と世界経済フォーラムがワクチン義務化と2030アジェンダを加速することに合意、このことに抗議する自由主義者たちが集まった。

2022年9月 イスラエル・テルアビブ 世界に先駆けてワクチンの実験台になった結果、多くの人が亡くなり、免疫を失って寿命が削られたとして9月14日にテルアビブで抗議デモが行われたが、国家権力によって弾圧された。

2022年8月 ニュージーランド・ウエリントン ワクチン抗議デモ。

2022年12月 フランス・メス 過去2年の超過死亡率について国に説明を求めるデモが発生。「新型コロナワクチンの副反応について明らかにせよ」「これほどの数の心筋炎を見たことがない」と150人以上のデモが行われた。

2023年1月21日　イギリス・ロンドン　イギリス公共放送BBCの社屋前で、ワクチン被害を訴える抗議デモ。「恥を知れ」、「BBCウソつき」と観衆が連呼。翌日1月22日には、ロンドンで、ワクチン被害者による抗議デモ。

2023年2月　オランダ・ヒルフェルスム　市民がオランダの国営放送にあたるオランダ放送協会（NOS）は超過死亡を正直に報道していないことに抗議するとして、本社の建物に「突然死」「接種後の心不全」「ファイザー報告書」「メディア＝ウイルス」などと書かれたポストイットがびっしりと貼られる事象が発生。また「NOS＝FAKE NEWS 超過死亡を正直に調査せよ」の横断幕を掲げたデモも行われる。

2023年2月　スペイン・マドリード　大規模デモが開催。

2023年3月　イギリス・ロンドン　「Truth be told London」（真実が明かされるロンドン）「They lied, people died!」（奴らはウソをついている、人が死んでるじゃないか！）との横断幕と掛け声をかけたデモ。

2023年5月 イタリア・パドヴァ ワクチンによって重い病気にかかった人たちが中心になって、抗議活動。「イタリア政府は未完成のワクチンを安全だと偽って宣伝した」

これが現在の世界の状況ですが、これらの抗議活動を日本の大手メディアはほとんど報じようとしません。国内の状況にだけ目を向けるよう仕向けられた結果、日本ではワクチンの害について声を上げようとする人に対しても冷たい視線しか向けません。そして、世界ではとうの昔に終わっている追加接種を嬉々として受けているわけです。

第五章　日本経済も政治も弱体化している

●爆買いされている日本の不動産

弱っているのは日本人の身体だけではありません。日本経済も政治もボロボロです。まずは経済の面から紹介します。この3年間で経済面での顕著な変化といえば、日本の土地が海外資本に爆買いされていることです。2011年頃から日本の土地が海外資本に買われ始め、2015年～2016年あたりからその問題がいよいよ顕在化してきました。新型コロナ騒動が広がるにつれ、その動きはさらに顕著になりました。

私は、2023年に「2025年日本はなくなる」という本を書きました。そこで、海外資本に森林が買収されている実態について紹介しましたが、2020年の1年間では全国で約22ヘクタールだった買収面積が、2021年には、269ヘクタール（林野庁の調査（231ha）と都道府県からの報告（38ha）の合計）と実に前年の10倍以上にもなっています。以前にも増して、海外資本による土地買収がコロナ禍で一気に加速しています。

農林水産省林野庁のホームページによると、２００６年から２０２１年の累計は５６９件、８，４６５ヘクタールに上ります。北海道では、中国資本によって別荘やリゾート地のみならず、森林・水源地、さらには自衛隊基地や飛行場周辺の広大な土地が爆買いされています。実際に北海道登別市では、中国資本による大規模な太陽光発電所が建設され、売電を開始。さらに買収の動きは北海道の玄関口、新千歳空港にも及んでいます。２０１８年3月には、航空自衛隊の基地と隣接する52ヘクタールの土地が、中国資本に買収され、なんとショッピングサイト「アリババ」に約49億円で出品されたとのことです。ちなみに、北海道を中国資本に売りまくったとして有名なのが、自民党の媚中派として知られる二階俊博氏です。また、国境離島の長崎県・対馬でも韓国資本による土地の買い占めが止まりません。これは経済的な面から見ても、安全保障の面から見ても、危機感を感じるべき事態です。

そもそも、なぜ外国人が日本の土地やビルなどの不動産を簡単に購入できるのかと不思議に思うかもしれません。実は、日本の不動産は外国人であっても、日本人と同様に所有権を取得することができます。永住権や日本国籍の有無、ビザの種類によっての規制もなく、です。しかも、期限もなく、自由に売買することができ、贈与・相続も可能。購入、売却にかかる税金なども日本人の場合とまったく条件は同じです。ただし、不動産を買ったからという理由で、ビザや永住権が得られるというわけではありません。

ちなみに海外の多くの国は、外国人の土地所有を禁じるか、厳しく制限しています。また、「50年」などの期限を区切った借地権としている国も多いのに、日本は恐ろしく海外に手厚い国なのです。

●日本を支えてきた大手日系企業が不動産を外資に売り渡している

日本経済を支えてきた日系の大手企業も、次々と土地という日本の資源を売りまくっています。コロナ禍による業績悪化や先行き不透明を理由に、大手企業も本社ビルやホテル、リゾート施設など不動産を外資に売却する動きが続いています。目的はコロナ禍で被った大幅赤字を回避するためです。

たとえば、近鉄グループホールディングスは、2021年3月に都ホテル京都八条やホテル近鉄ユニバーサル・シティ、神戸北野ホテルなどの8つのホテルをアメリカの大手投資ファンドのブラックストーン・グループに売却。

コロナ禍で主力のライブ事業などが低迷する音楽のエイベックスは、２０２０年末、３年前に完成・開業したばかりの東京　南青山にある地上18階建ての本社「エイベックスビル」を売却。譲渡先は非公表ですが、日本経済新聞の報道によると、カナダの大手不動産ファンドベントール・グリーンオーク（ＢＧＯ）だそうです。同社は２０２１年３月、三菱地所から名古屋の大型オフィスビル「広小路クロスタワー」も４００億円規模で買収しています。

また、ＪＴＢは２０２１年８月、天王洲アイルに構える本社ビルを売却。売却先はイギリス系の不動産ファンドサヴィルズ系列のファンドですし、東急不動産は、２０２２年７月、福島県北塩原に保有していた県内３位の規模のスキーリゾート　グランデコスノーリゾートを売却しました。併設するホテル裏磐梯グランデコ東急ホテルも２０２３年３月に営業終了しており、これらの売却先は中国系企業でした。

西武ホールディングスは、２０２２年６月、ザ・プリンスパークタワー東京や苗場プリンスホテル（新潟県）など国内31施設について、シンガポール政府系投資ファンドＧＩＣに売却しています。

北海道のリゾート地ニセコエリアはすでに、「外国人による外国人のためのリゾート」になっています。もともとは東急グループや西武グループなど日本企業によって築かれたリゾートでしたが、バブル崩壊で、西武、東急、日本航空など日本企業が相次いで撤退。オーストラリアやアメリカ資本の手を経て、いまでは、香港、シンガポール、マレーシアのファンドによって維持されています。これらの場所で、日本人は雇われて使われるだけの存在となっています。

●東京の不動産業者の1／3が外資系

北海道などの地方でなく、都内住まいの私の暮らしの中でも、海外資本による土地買収が進んでいることを肌で感じる出来事がたくさんあります。私のクリニックは東京都台東区にありますが、この近辺のビルも海外資本や外国人オーナーの物件が増えているなと感じます。ここ数年で道ゆく中国人や韓国人の割合が急増しているのです。

実際に、私自身が仕事に必要性が生じて物件を探した際に、内覧した3軒中3軒が外国人のオーナーで驚きました（中国人と韓国人でした）。不動産会社の担当者と内覧に行く道すがらでも、「このビルも、このビルも外国人オーナーです」と教えてくれました。

不動産に詳しい人に聞いた情報によると、「2019年の段階で、東京の不動産事業者における外国資本関係会社が占める割合は17〜18％。それが2020年以降、コロナ禍に入ってからは33％に増えている」とのことです。この情報が正しければ、いまや東京の不動産事業者の3分の1は日本人ではない、ということになります。当然、不動産事業者が日本人でなければ、日本人でない人にも不動産を紹介しやすくなるので、日本の土地が日本人のものではなくなる事態がこの先もどんどん加速していくでしょう。

そして、私はコロナ禍で一気に外資による日本の土地買収が加速したのは偶然ではないと考えています。

●補償金、無担保融資によって増える中小規模事業体の倒産

もうひとつは、中小企業や個人店が減り、大手企業・大手資本に吸収される傾向が進んでいることです。

新型コロナ感染拡大防止の過程で、商売に制限があったり、ダメージを受けた中小・零細企業の資金繰りを支える目的で、2020年3月に「無利子」「無担保」の融資が始まりました。

いわゆる「ゼロゼロ融資」です。この制度は確かに一時的には、資金繰り緩和に貢献し、企業の倒産件数は歴史的低水準に抑えられてきました。しかし、この条件の低さが過剰債務を招き、コロナ後のいまになって、企業の倒産件数が大幅に増えているのです。

東京商工リサーチの調査によると、２０２２年度の「ゼロゼロ融資」を利用した会社が倒産した件数は５４１件で、前年度の３・６倍と急増。負債総額は１，３５５億３００万円で、前年度（６４２億１，９００万円）の２・１倍となった一方で、平均負債額は2億5，０００万円と、前年度の4億2，８００万円に比べて半分に減少。より小規模な事業者の倒産が増えています。

産業別で見ると、「サービス業ほか」が１７７件（前年度比32・7％増）で最多。そのうち、居酒屋などの飲食店や持ち帰り飲食サービス業を含む飲食業が88件（同４８６・６％増）でした。客足が戻らない中、食材費や光熱費の高騰、人手不足に伴う人件費の上昇などのコストアップが重なって倒産が広がっている傾向にあります。その他、業種別に見ると「食料品製造業」が26件（同２２５・０％増）、「飲食料品卸売業」が24件（同３８０・０％増）など、外出自粛で打撃を受けた飲食業を中心に、食料品関連業種が上位に入りました。

政府は「ゼロゼロ融資」の返済負担の軽減のために、２０２3年1月に「借換保証制度」を開始しましたが、先行きが不透明な企業に対してどの程度の軽減となるかは、まだ未知数です。

地元に愛されている小さな事業者が元気な地域は、大手企業や外資企業のコントロール下になりにくいもの。そうした中小事業体が、コロナ禍で体力を失い、倒産した結果、資本力のある大手企業が空いた土地や資源を買い上げています。力が弱まり土地を手放す中小事業体が増えたため、大手企業や外資企業が土地をまとめて購入しやすくなっているのです。そして、資本力のある大手企業や外資企業はますます太り、地域社会をコントロール化におく傾向が強まっています。

●論点すり替え、ダンマリを決め込むワクチン推進派の政治家・専門家たち

第一部でワクチンを推奨してきた多くの専門家、政治家の言動を紹介しました。彼らは一貫して、「ワクチンにはデメリットを上回るメリットがある」と強調し、当初の話では、「国民の3分の2程度がワクチンを打てば、集団免疫がつくられて感染者がいなくなる」でした。みんながワクチンを打てば、これまで会えずに我慢していた孫やおばあちゃんにも会える、以前の

ような生活ができる、という話だったはずです。そのためなら、「多少副反応は心配だけど、ワクチンを打とう」、そう考えて多くの人が接種を決めたと思います。

ところが、ワクチン接種が始まると、すぐにその効果に疑問が出てきました。ワクチンを接種しても、目に見えて感染者が減るようなことはなく、接種しているのに感染するいわゆる「ブレークスルー感染」が激増したからです。

このため、政府や御用学者たちは「ワクチンは重症化を防ぐ」というようになりました。これは論点のすり替えで、彼らの常套手段ではあるのですが、改めて強調しておくと、当初政府や御用学者は「重症化予防」とはいっておらず、あくまでも「感染予防」「発症予防」のためのワクチンだといっていたのです。河野太郎氏は、インタビューの中で、「（ワクチンを打てば）感染しなくなる可能性が高い」と述べています。

それならばワクチンは重症化を予防したのでしょうか。結論からいえば、第四章で紹介した通り、追加接種が進めば進むほど、感染者数は激増し、コロナ死も増えています。

大阪府の吉村知事は、２０２１年8月の時点で「ワクチンを2回接種した人で重症化した人、死亡した人は一人もいない」「だからワクチンには大きな効果がある」と発言しました。「ワクチンは重症化を防ぐ」という考えは、この吉村知事の発言の影響が大きいでしょう。

吉村知事はこの発言をしたときに「このあともワクチンのデータについては追跡調査し、公表する」といっていますが、その後、彼がワクチンの追跡データを発表することはありませんでした。吉村知事に限らず、日本の政治家やメディアは、「ワクチンは安全であり、打つべきだ」というメッセージを大々的に伝えていた一方で、実際の効果を追跡調査し、発表するということを一切していません。それについては揃ってダンマリを決め込んでいるのが現状です。

ちなみに、ワクチン接種が始まった当初、厚労省はワクチン接種回数ごとの感染率や致死率などのデータを取っていました。2021年9月の時点で既に、ワクチンを接種したほうがコロナに感染した場合の致死率は高いことがわかっており、ワクチン2回接種者は未接種者の5倍も高いというデータが出ていたのです。前述の通り、途中で論点をすり替えた「ワクチンは重症化を防ぐ」という話も正反対だったことがわかってきました。ところが、こともあろうに厚労省はその後、ワクチン接種回数ごとの詳細なデータを公表することをやめてしまったのです。2022年に福島雅典京都大学名誉教授により、ワクチン接種回数ごとの詳細データについて、厚生労働省に対し開示請求が行われましたが、厚生労働省は「データがないから開示できない」と答えています。隠蔽しているか、都合の悪い数字だったので本当にデータ収集をやめてしまった可能性があります。そんな無責任な国は世界中どこを見渡してもありません。

東京や浜松でも、「感染予防効果も重症化を予防する効果もなし」を示すデータが出てきましたが（東京都は2021年11月、浜松市は2022年2月時点）、ワクチンを推奨してきた政府関係の自称〝感染症の専門家〟たちは、その専門性や役割にのっとり、これらのデータを分析するべき立場なのにそれを誰も行わず、ただただ沈黙、隠蔽しています。ワクチンを推進していたときの威勢は一体どこへ行ってしまったのでしょうか。

SNSで盛んにワクチン接種をすすめていた「こびナビ」の副代表の峰宗太郎氏にいたっては、分が悪くなったのか、発信をしていないどころか、2022年4月にはツイッターアカウントを自ら閉鎖しています。

●河野太郎氏は謝罪、訂正しないどころか被害者を冒涜

国力が落ち、国の最大のピンチにこの人は何をしていたのでしょうか。

当初、厚生労働省の公表データでは、「ワクチンを打ったほうが感染しにくい」といっていましたが、実はこのデータは「ワクチンを接種したかどうかわからない人」「接種日がわから

ない人」もワクチン未接種者に含めるというデータ改ざんをした結果得られたものだったのです。これを指摘され、2022年4月、厚労省はデータを修正。その結果ようやく「ワクチンを接種しないほうが感染しない」というデータを公表しました。

このようなワクチンデータ改ざんがあったにもかかわらず、当時、新型コロナウイルス感染症ワクチン接種担当だった河野太郎氏は、「ワクチンデータの誤りは大したことではない」として、ワクチンを推奨し続けました。同年4月22日の自身のツイッターでは、次のように述べています。「反ワクチンデマに惑わされず、3回目まではしっかり接種しましょう」と。データ改ざんにはまったく触れず、にべもなくこう書いています。

ワクチンの有効性を改ざんして示したデータは大手メディアによって報じられましたが、改ざん修正後の正しいデータは報道されていません。ワクチンは有効であるとする改ざんデータだけが真実として世間に受け止められているのです。

2022年6月、国会議員の間でも、超党派議員10数名による「子どもへのワクチン接種とワクチン後遺症を考える超党派議員連盟」がつくられました。この動きに対しても、河野太郎氏は「荒唐無稽なデマ」だとして切り捨てました。

２０２２年10月には、ワクチン接種後数日で死亡した方の遺族を中心に「繋ぐ会（ワクチン被害者遺族の会）」が結成されました。「ワクチンとの因果関係は不明」とされ、補償も受けられない人が続出しており、多くの人が泣き寝入りをしていましたが、もう黙っていられないということで、この会がつくられたのです。ところが、河野太郎氏はこの会の存在を無視するどころか、会に参加している被害者遺族のツイッターのアカウントを調べてあらかじめブロックするという大臣としてありえない行動を取っていました。国民の声に耳をかたむけるという政治家の役割をまるっきり放棄しています。

ワクチン担当大臣として彼の興味は、製薬会社への忖度と次の総理大臣の椅子だけです。ウソをつき続けて不都合なものは隠蔽するという、志のかけらもない政治家の典型です。

２０２１年5月21日の内閣府の記者会見で河野太郎氏は「ワクチンの責任はすべて私が引き受ける」と発言していました。ところが、実際に接種が本格化して、ワクチンに効果がないことがわかってくると、２０２２年12月31日に自身の公式サイトに「〝運び屋〟の私が後遺症について責任を取るなどという発言をしたことはありません」と発信。サイトには「反ワクチングループが、私があたかも後遺症について責任を取るなどと発言したかのようなデマをしつこく流しています。悪質なものに関しては、法的手段を検討します」と続きます。これにはあきれ果てます。ネット上では大きな話題になりました。しかしこの政治家の実像を、テレビや新聞しかみない国民はよくわかっていないようです。このような政治家がまたもや強引に導入を図っているマイナンバーカードにはどんな思惑がかくされているのでしょうか。

●日本はｍＲＮＡワクチンの一大生産地となる

そうこうする間に、日本はワクチンの一大生産地になろうとしていることをご存知でしょうか。

たとえば、塩野義製薬は岐阜県の池田町に、２０２１年３月の段階で、すでに年間１０００万人分のワクチン製造ができる生産設備を完成させていますし、英アストラゼネカから、ワクチンの製造を請け負う製薬メーカー「ＪＣＲファーマ」は２０２１年３月、新たなワクチンの製造工場を神戸に建設すると発表しています。２０２２年10月には完成し、２０２３年に稼働する見通しです。

また、武田薬品のグループ会社で創薬支援のアクセリードの子会社アルカリスとアメリカのバイオ企業アークトゥルス・セラピューティクスは、２０２２年3月に、福島県南相馬市にmＲＮＡワクチンの一貫生産工場を設立することを発表しました。当然ながら、原発から30キロ圏内にあります。原発事故で二束三文になった土地を買い占めての工場設立です。来日したアークトゥルスの最高科学責任者は、「設立の目的は、mＲＮＡワクチンを大量生産し、安定供給することだ」とし、「欧米やアジアへワクチンを供給する拠点としたい」と語っています。

モデルナも、ワクチン工場の日本建設を検討していることが２０２２年時点で明らかになっています。ただ、10年間のパートナーシップ契約を結び、日本政府が一定期間ワクチンを購入することが工場建設の前提となっています。

今回、新型コロナ対策として、実用化されたmＲＮＡワクチンですが、mＲＮＡの技術はほかの医薬品への応用も進められています。ＡＧＣは、２０２２年10月の段階で、新型コロナウイルスワクチンの原料となるmＲＮＡなどの製造拠点を横浜市に新設予定。現在、バイオ医薬品の研究拠点があるＡＧＣ横浜テクニカルセンターに、平常時はmＲＮＡ医薬品やバイオ医薬品、パンデミック時にはmＲＮＡワクチンの製造に切り替えることができる設備を新設します。

年間数百万回から数千万回の接種に対応できる原料を量産する計画。また、第一三共の子会社第一三共バイオテックは埼玉県北本市に、mRNAワクチン向けの製造設備を構えて、量産準備中だといいます。2024年の整備を目指し、国内企業が開発し、承認申請したmRNAワクチンの初の工場。タカラバイオもmRNAワクチン製造体制をととえています。長期的な安全性も確立していないmRNAワクチンの大量生産に向けて各社動き始めているのです。

●ワクチンづくりに国からの補助金

なぜこのように急速に国内にワクチン工場が建ち始めるのでしょうか。それは政府が経済安全保障の一環として、国産ワクチンの生産体制強化を進めているからです。

文部科学省は、2022年8月時点で、将来の新たなパンデミックに備えて、国産ワクチン・治療薬の研究開発を進める拠点として、東大を始めとする5大学を選定しました。今後5年間、1拠点あたり最大77億円の支援をすると決めていますし、2022年10月時点では、経済産業大臣の西村康稔氏が3日の閣議後の記者会見で、ワクチン生産体制を強化するために企業の設備投資を補助する事業に17件（計2265億円）を選んだと発表しました。「平時は医薬品の製造拠点として活用し、感染症が拡大した際にワクチン製造へと切り替えられるようにして有事に備える」のだそうです。

この話を見聞きするたびに、いつも私は漫画「ワンピース」のストーリーを思い出します。ワノ国編の漫画の中に、昔の日本を連想させるワノ国が登場する「ワノ国編」があります。ワノ国を支配するカイドウという海賊が登場します。彼が支配するようになってから、食べ物は配給制になり、ろくなものが食べられない状態に。土地は荒れ果てて、工業用水などで汚染されてしまって、利用価値がなくなってしまう。そしてカイドウが支配するワノ国では、悪い薬をつくってそれを世界に売り渡すようになる、というストーリーなのです。びっくりするほどいまの日本の現状と同じですよね。作者の尾田栄一郎さんが、日本の現状までを知ってつくっているのかまではわかりませんが。

●大手製薬企業に支配される国家運営

大量に死者が出ているワクチンを大量生産する態勢をととのえるために、あまりにも急ピッチで事が進んでいると思いませんか。国をあげたワクチン推しの動きの背景には、製薬会社と医学界、政界との深いつながりがあります。もちろん、こうしたつながりは以前からありましたが、コロナ騒動がおこってから一層強まったように感じます。

企業が政府や国際機関に自社のビジネスが有利になるように働きかける、いわゆる〝ロビー活動〟の域を超えて、製薬会社が別の団体、ダミー会社などをつくり、その会社を経由して政治団体へ献金しています。政治家や政党は、それが政治資金のもとになっているので、製薬会社のいうことを聞かざるをえない状態なのです。企業による国家運営支配化です。

具体的には、製薬業界には業界における政治団体「製薬産業政治連盟」という組織があり、そこが政治家のパーティー券を購入するカタチで、政治家に資金が提供されています。ちなみに、製薬産業政治連盟は、毎年セミナーを開催し、製薬会社からセミナー参加費というカタチで資金を集めています。同連盟の政治資金収支報告書によると、過去3年間で20回セミナーが開催され、約2億円を集めています。そのうち、1・5億円が政治家のパーティー券購入にあてられていました。

製薬会社のために働いている政治家がいてもなんらおかしくありません。また、政治全体として製薬会社の利益になるように誘導されていることもこれでよく理解できると思います。

ほかにも、製薬会社は大学病院などへ、研究費や奨学寄附金といった名目で資金提供を行なっており、力のあるドクター個人に対しても講演料やコンサルタント料などを支払っています。興味のある方は、ネット報道機関「tansa」のサイトに「製薬会社と医師」というマネーデータベースがあるのでご覧ください。ワクチンを推進していた多くの医師が製薬会社からお金を受け取っていることがわかります。

また製薬会社は、政治家や医療界のほかに行政とも深い関係を築いています。具体的には、製薬会社が厚生労働省官僚の典型的な天下り先になっているのです。定年を迎えた多くの厚生労働省の国家公務員が、退任後、製薬会社に再就職しているということです。厚労省の職員からすると、先日まで上司だった人に、製薬会社に有利になるよう便宜を図って欲しいと頼まれたら、無下にはできません。また、そこは自分たちも将来お世話になるかもしれない大切な雇用先でもあります。

●日本の大手企業はすでに日本企業ではない

外資系の製薬会社に日本の政治を操られているのだとしたら、日本の大企業を頼りにしようと思うかもしれませんが、実は日本の企業もすでに外国の企業に支配されています。なぜなら、トヨタや電通など日本を代表する大手企業の持ち株比率を見てみると、ほとんど外国人が株を持っているからです。会社四季報や企業ホームページを見てみると、「日本マスタートラスト信託銀行」「日本トラスティ・サービス信託銀行」などの名前をよく見かけます。これらはもとを辿ると国際金融資本。資本関係が複雑ですが、たとえば日本マスタートラスト信託銀行は「日本」とついているので、日本の会社かなと思うのですが、実際は前身がチェースマンハッタン信託銀行で、元々はロックフェラーとJPモルガンの銀行です。

トヨタの株主は、1位は自社で16・1%ですが、2位は日本マスタートラスト信託銀行で11・36%、その他に、JPモルガンチェースバンクが6位で3・5%と続きます。電通は、1位が日本マスタートラスト信託銀行で、19・84%です。

NTTはといえば、1位が国で32・25%、2位が日本マスタートラスト信託銀行で10・7%

となっています。三菱UFJ銀行でいえば、日本マスタートラスト信託銀行が1位で15・47％、以下、4位から9位までも外資の企業が並びます（2023年5月時点）。日本の主だった会社の実質的支配権は外資に移ってしまっている実態が理解できたかと思います。

●野党はなぜコロナ対策の失策を指摘しないのか

政治力の話でいうならば、なぜ野党議員は政府のコロナ対策やワクチン政策について、反対しないのか、という点も押さえておかなければなりません。普通に考えて、与党がこれだけの失策続きなのですから、野党としては好機としてそれを指摘したり、政策に反対するところです。それが野党の役割のはずですが、このコロナ政策に関しては、むしろ政権のやり方を支持していて、検査が足りない、もっとマスクさせよ、ワクチンを急げなどといっているのにお気づきでしょうか。

結局与党も野党も新型コロナのウソやワクチンの問題、そもそもの感染対策のウソなどどうでもよく、野党全体がほとんど与党自民党のガス抜きのための二軍機関と化しているのです。

革新派（左翼系）野党には共産主義という思想が根底にあるので、みんな等しく管理され、同じことをするのは当然で、みんな貧しくないといけない、という考えが前提にあるため、むしろ管理主義的政策には賛成です。また、左翼は中国や韓国を支持していますから、日本がマスクをしてワクチンをどんどん打って弱っていき、土地や不動産が中国や韓国に次々と買収される状況はむしろ歓迎といったところでしょうか。与党がダメなら、野党に期待をしたいところですが、結局、政権与党も野党も、日本がよくなることを考えてはいないのです。

第三部

これから日本と世界で起こること

第六章

mRNAワクチンのさらなる広がりと超管理社会への道

●混合ワクチンで定期接種にするワナ

ここからは、これから先日本と世界で起こることについて見ていきます。日本各地にmRNAワクチン工場が建設され、大量生産する体制が着々ととととのっていることはすでに紹介しました。

大量のワクチンを一体誰が使うのでしょうか。残念ながら、私たち日本人です。現在、実現性の高いこととして挙げられるのが、新型コロナワクチンにインフルエンザなどのほかのワクチンをブレンドした混合ワクチンを生産して、国民に定期接種させるという作戦です。

2023年2月に開かれた厚生労働省の厚生科学審議会予防接種・ワクチン分科会で「高齢者など重症化リスクが高い人や医療従事者は、春と秋の2回接種」という方針を示しています。

さらに、これまで新型コロナワクチンは予防接種法で特例臨時接種として、2023年3月までの期限付きで接種が行われていましたが、この期限が、2024年3月まで延長されることも同時に決まっています。つまり、これらの決定は、新型コロナは今後も流行を繰り返すことが前提ですから、暗にこの先も次の波がやってくるぞとあおっているのです。その上で、まったく効果がないどころかむしろ悪化するワクチンにもかかわらず、「(インフルエンザと一緒に定期ワクチン接種するほうが)国民全体の集団免疫を形成する上で有効」などという御用学者の意見が出されています。

とはいえ、混合ワクチンの臨床試験は、以前から各社が開発を進めていて、前もって準備されてきた話でした。2021年9月の段階で、アメリカ・ノバックスがもっとも開発を進めており、アメリカ・モデルナが続いている状況です。ファイザーも2022年11月には混合ワクチンの臨床試験を実施。早晩日本でも、コロナワクチン追加接種のついでにインフルエンザも、もしくは、インフルエンザワクチンを毎年冬前に打つタイミングでついでに新型コロナも、という話になるのは確実です。これを日本人の多くは喜んで打つでしょう。

●がん治療にもｍＲＮＡワクチン

新型コロナの次は、ｍＲＮＡを使ったがんワクチンが登場します。現在は、アメリカで一製品が承認されているだけの「がんワクチン療法」ですが、国内外で製薬メーカーによるがんワクチン療法の開発が活発になっています。

コロナワクチンを開発した、アメリカのモデルナは一足早い２０２３年中に最終段階の臨床試験（治験）を計画していますし、独ビオンテックは台湾や日本などでの治験を予定していきます。また、アメリカの製薬大手メルク社は、モデルナと協力して、患者一人ひとりに合わせて調整するタイプのｍＲＮＡワクチンを共同開発すると２０２２年10月時点で発表。日本でも、アステラス製薬や大日本住友、大鵬薬品工業、塩野義製薬が次々と臨床試験を進めています。

子宮頸がんワクチンに効果がなく危険であるのと同じ結果になるだけなのに。

●子どもに広がるワクチン

日本では、2023年7月の段階で5～11歳の子どもの新型コロナワクチン接種率は18・2％ですが、これをもっと高めようとしてくるでしょう。そう判断する理由は、東京都の教育委員会になぜかファイザー日本法人の執行役員が入ったからです。ファイザーの執行役員・炎症免疫部門長を務める宮原京子氏は、2020年に経済同友会でも教育改革委員会副委員長を務めていた経験があります。東京都は起用の理由に、ファイザーが新型コロナウイルスワクチンを製造していることを前提に、学校でのコロナ対策に宮原氏の知見を生かすため、としています。東京都の子どもたちにワクチンの圧力がかかることはまちがいありません。東京都だけではありません。宮原氏が国の文部科学省の初等中等教育分科会の委員にも名前を連ねています。全国の小・中学生にワクチン接種を推進するための土台づくりは着々と進んでおり、詳しくは後述しますが、優生学の体現である「子どもを生贄にする」ために日々頑張っているようです。

●鶏や豚、牛などの家畜にもmRNAワクチン

ここまでの話は、あくまでも接種するワクチンの話でした。私は打たないから大丈夫だろうと思っている人もいるかもしれませんが、これからはワクチンを打たなくても、知らず知らずのうちに体にmRNAを取り入れる世の中になります。

これまでも鶏や豚、牛など家畜の病気を防ぐという名目で、動物にも生ワクチンや不活化ワクチンは接種されてきましたが、人間に向けた新型コロナmRNAワクチンを世界中の人々が疑問も持たずに打ったことで、一般市民は簡単にだませる奴隷根性の持ち主たちばかり、と確信した権力者や製薬会社たちはmRNAワクチンの技術を家畜にも応用しようという流れを進めています。

実際に『家畜衛生学雑誌』の2021年3月に掲載された論文『日本における家畜用ワクチンの現状と将来展望』にも、メッセンジャーRNAワクチンなどに期待が寄せられている、と明記されています。

ところが、オーストラリアのニュースサイト「TRUTHM.com」は、2022年10月、家畜

へのmRNAワクチンが始まり、ある酪農家が200頭の牛にmRNAワクチンを接種したところ、35頭が即死したと伝えています。強制接種はその州だけのことなのか、オーストラリア全土のことなのかは不明ですが、いずれにしても〝オージービーフ〟は日本でも多く食されています。オーストラリアのこのメディアでは、牛乳やチーズ、ヨーグルト、バターが根底から変わってしまうと警告しています。

アメリカのニュースサイト「ナチュラルニュース」には、2023年1月の時点で、「動物や家畜用のmRNAワクチンが完成していた」として、「スパイクタンパクを持ったトランスジェニックの肉に注意」との記事が掲載されました。ところが、2023年4月の時点で、アメリカの豚肉生産者は2018年からmRNAワクチンを使用していたことが報道されています。この辺りはまだ情報を精査する必要がありますが、我々一般市民は今後ワクチンを一度も打たなくても、知らない間に肉や卵、乳製品を通して、mRNAワクチンを摂取する可能性があります。

●コロナワクチン入り野菜も開発中

肉だけではありません。ワクチン入り野菜もすでに登場しています。ワクチン開発で史上空前の利益を稼いでいるファイザーやモデルナの最大の出資者はビルゲイツですが、彼がワクチンの次に資金を投入して開発を進めているのが、ワクチン入りのフェイク野菜です。

アメリカのニュースサイト「GATEWAY PUNDIT」によると、2021年11月の時点で、カリフォルニア大学の研究チームが、実験的なmRNA COVID-19ワクチンをホウレンソウやレタスなどの食用植物に注入する技術を開発するために、全米科学財団から50万ドルもの助成金を獲得しています。研究は進み、すでに試作品も完成しているとか。その仕組みは、野菜や果物などの植物の細胞内にmRNAワクチン成分を移植することで、植物内の葉緑体を変化させるというもの。

研究者たちは、遺伝子組み換え植物が、COVIDワクチンの代わりとなるだけ十分な量のmRNAを生産できることを実証し、「ワクチンの代わりに食べて摂取できるよう必要な適量を植物に注入することが課題」と明言しています。実用化に向けて、やる気十分といったところでしょうか。健康にいいと思って摂った野菜から、知らず知らずのうちにmRNAワクチンを摂取となってもおかしくはありません。

そのほかに、カナダのオタワ大学でも「食べるワクチン」の研究開発を1年以上続けており、オタワ病院ではすでに治験の段階に入っています。

●ワクチンを打たない人ももう避けられない「昆虫で食べるワクチン」

現在、急速にコオロギ食が脚光を浴びています。日本国内での食べるワクチンの主役は、コオロギのようです。2022年3月に徳島大学は、コオロギを使った新型コロナウイルスの食べるワクチンの開発を始めたと発表しました。「抗体をつくるために必要なタンパク質をコオロギの体内で形成し、それを製剤の状態にして、飲んで免疫を獲得する仕組み」と報道されています。

もちろん1回食べたからといって、すぐに影響があるわけではないでしょうが、定期的に食べることで免疫がつくという触れ込みになっているようです（当然ウソですが）。百歩譲ってワクチンを打ちたいが、注射が痛い、副反応がいや、という人たちが飲用するならその人たちだけやってくれという感じですが、問題は今後、これが食材に知らず知らずのうちに含まれることです。

●そもそもなぜコオロギなのか。根っこはワクチンと同じ

昆虫食についても、ここで整理しておきたいと思います。昆虫を食べること自体が問題なのではありません。日本人は昔からイナゴを佃煮にして、食べる風習もあります。確かに中国の薬学百科には、コオロギは「微毒」「妊婦は禁忌」として、堕胎薬としても使われていました。ただ、本当の問題はそこではなく、一番の問題はコオロギがゲノム編集しやすい点です。

なぜ遺伝子組み換えではなくゲノム編集なのか。世界では、遺伝子組み換えはもう終わっています。遺伝子組み換えを強力に進めていたモンサントの評判が地に落ちて、遺伝子組み換えのイメージは一気に悪くなりました。そこでバイエルが買収し、会社を消滅させたのです。評判が悪くなったので、お役ごめん。これからはかっこよくて新しくて環境にも優しいという印

象のゲノム編集にイメージチェンジを図るということです。

昆虫食を推し進める企業の建前は「食糧不足を補うため」。2050年には世界人口が100億人になると予想されます。そのため、重要な栄養源のひとつであるタンパク質を確保することが急務で、鶏や豚、牛よりも育てるための環境負荷がより少なく、効率よく育てることができる食料が必要だ、という理屈です。

日本でのコオロギの話題は、無印良品から始まりました。同社は2020年にコオロギせんべいの販売を開始しました。背景には、徳島大学発のベンチャー企業で、食用コオロギの開発を行うグリラス株式会社の後押しがあります。同年に、JAL傘下の格安航空会社ジップエアトーキョーで、コオロギパウダーを使った機内食を提供。コオロギ粉末をトマトソースやハンバーガーの肉、パンに混ぜ込んだメニューを提供しています。批判が集まったのは、2022年11月に、徳島県の高校で食用コオロギの粉末を使った学校給食が提供されたときです。高校にクレームが相次ぎ、なぜ安全性が確認されていないものを、発育段階の子どもの給食で出さなければならないのか、と問題になりました。

ちなみに、魚の養殖には一足先に昆虫食がすでに採用されています。2023年4月から、愛媛大学の研究の成果で、昆虫を餌にした養殖のマダイが出荷されています。〝コオロギせんべい〟〝コオロギパウダー入り〟と明記してくれればまだわかりますが、こうなると、消費者には知るよしもありません。

2023年3月30日、河野太郎消費者担当大臣は、野党議員から「（昆虫食について）検査や食品表示などが厳格に行われるべきだ」との指摘に対して、「特に現行のルール以上の義務付けを行う必要はないと承知している」と回答しています。実際に、現在の法律では、コオロギの成分が5％以内であれば、「その他」と表記でき、コオロギを添加物（調味料）として使った場合、「アミノ酸等」との表記でよいとも回答しています。ここでもまた河野太郎氏です。

このままでは好むと好まざるにかかわらず、近い将来昆虫を知らないうちに口にする日が来るでしょう。いやもう来ています。それがワクチン入りのコオロギであっても私たちにはわからないのです。

●うじおにぎりにゴキブリミルクが店に並ぶ⁉

話題になっているのはコオロギだけではありません。いま、三大昆虫食といわれているのが、コオロギ、うじ、そして、ゴキブリです。

まさか！　と思うかもしれませんが、これは陰謀論でもなんでもありません。近い未来にやってくるとあおられている食糧危機。世界中のタンパク質が足りなくなるとあおり、それを解決するためにと、ビルゲイツが開発しているのが「昆虫食」や「代替肉」です。中でもビルゲイツが最も力を入れて開発しているのが、ゴキブリなのです。2016年から、インドの科学者らが中心になって研究を行っており、それによると、ゴキブリから得られるミルクは牛乳よりも3倍も多い栄養分が含まれているのだそうです。すでにゴキブリ酵母が抽出され、ゴキブリミルクの大量生産への準備が始まっていると、2022年9月の時点で報道されています。

さらに驚くのは〝うじ虫〟です。〝うじ〟とはハエの幼虫のこと。これを食用に活用する方向で開発が進んでいます。これも建前は同じで、人口増加に伴い、2030年頃にタンパク質危機時代が到来するのに備えようという動きのひとつです。開発しているのは日本企業。福岡のベンチャー企業ムスカが、2019年1月の時点で、うじ虫を活用した飼料を販売すると語ったことが記事になっています。これが実用化されれば、うじで育った家畜の肉や卵、養殖の魚を知らず知らずのうちに口にしているかもしれません。

もっとわかりやすく、うじ虫のふりかけはいかがでしょうか。ハエの幼虫を養殖するベンチャー企業のフライハイ（東京都渋谷区）は、食用の「乾燥マゴット（ハエの幼虫）」を2023年1月に発売しています。さらには昆虫食品を製造・販売するTAKEO（東京都台東区）と協力して「ちりめんマゴット」も発売したそうです。山椒を入れて甘辛く煮てあり、きっとちりめんじゃこと勘違いするでしょう。

●全国の養鶏場、養豚場で連続火災

この1～2年で、盛んに食品の値上げのニュースが報道されていますが、これらはすべて昆虫食やゲノム編集された新しい食材を受け入れさせるための仕掛け＝マッチポンプと考えていいでしょう。さらにいえば、昨年から不自然なくらい全国で、養豚場や養鶏場の火事が続いています。２０２２年６月には栃木県那須の養豚場が火事で豚２０００頭が死亡、２０２３年に入ってからも頻発し、１月には宮崎県都城市で豚６００頭、同じく１月に愛知県半田市では鶏１・８万羽、２月には北海道士別市で牛が45頭、３月には鹿児島県薩摩川内市で鶏１万羽。同じく３月に千葉県旭市で豚８００頭。ネットでは、食糧危機捏造のための放火を疑う声があがっています。これも同じくタンパク源不足の演出のひとつだと推測できます。

●ワクチン強制接種に向けての布石

第六章では、ワクチン入り野菜や肉などの開発が進められていることに言及しましたが、この先、日本でワクチン強制接種とするための布石ともいえることが、着々と進められています。

東京都の教育委員会や文部科学省の初等中等教育分科会員に、ファイザー日本法人の執行役員 宮原京子氏が入っていることはすでにお伝えしましたが、その後２０２２年12月、東京都とファイザーは「福祉・保険医療分野における連携協定」を結んでいます。12月26日に開かれた締結式で、小池百合子知事は「今後、共同調査や医療・健康増進、子ども分野などの６つの分野で、連携・協力を深めていきたい」や「ファイザー社が培ってきたノウハウを活用したい」と語っています。

ファイザー社のホームページによれば、6つの連携項目について、『①共同調査に関すること ②子どもの健やかな成長に関すること ③健康増進に関すること ④医療に関すること ⑤人権に関すること ⑥その他、地域社会の活性化及び都民サービスの向上等に関すること』との記載があります。

日本ではあまり知られていませんが、ファイザー社は過去に世界中で大規模な薬害などの訴訟を起こされている問題企業です。新型コロナワクチンだけを取っても、これだけ多くの死者と後遺症患者を生み出している一私企業に、子どもの健やかな成長や健康増進に関することを任せられるのか。そもそも疑問点だらけのこの提携ですが、これについて、薬害オンブズパーソン会議は、東京都に対していち早く、協定に反対する意見書を提出しています。その内容は「製薬企業を監視・指導する立場の都が、一企業と連携協定を結ぶことは著しい利益相反があり、ワクチンや治療薬を過大評価した偏った政策が採用されかねない」、「明らかに不適切」「異常というほかはない癒着である」と強く批判するとともに、協定解消を求めています。

ファイザー社の政府へのロビー活動は昔から知られていますが、着々と政府内部に入り込むことに成功しているようです。すでに2019年には文科省の事業のひとつ「革新的バイオ医薬品創出基盤技術開発事業」の推進委員の一人として、民間の製薬会社から唯一ファイザー社の人間が選ばれています。

生後6ヶ月から4歳までの新型コロナワクチン接種についてのさいたま市のホームページを見てみると、使用するワクチンはファイザー社に限定されており、地方行政に対しても、同社のロビー活動という名の根回しがしっかり機能している様子がうかがえます。

前作に収録した対談の中で、アメリカのロバート・ケネディ・ジュニア氏は「アメリカの製薬会社は日本に、今後あらゆる手段を使ってすべてのワクチンを使うよう仕掛けてくるだろう」と話していました。それを陰謀論だとあざ笑う人もいましたが、それが2年を経て徐々に現実化しつつあることがおわかりでしょうか。

第七章　さらに強まる中央管理の流れ

●マイナンバーカードで始まる超管理時代

住民票を持つすべての人に12桁の番号（マイナンバー）を付与して、管理しようというマイナンバー制度。この制度の本格運用が、２０１７年11月から始まっています。政府はポップなイラストと有名人を起用したキャッチーなＣＭで、最大２万円もらえるというマイナポイントをちらつかせ、マイナンバーカードの申請を促進しています。建前は国民の生活が便利になるメリットを強調していますが、このマイナンバー制度こそ、超管理社会のカギです。

２０２２年年末に感染症法が改正され、新型コロナワクチンを含むすべてのワクチン接種履歴がデジタル管理されることになりました。ワクチン接種履歴だけでなく、医療履歴が国にすべて把握・管理されるようになります。これにより、ワクチンを打ってない人が簡単に政府にわかるようになりますから、何か政府に不都合な事態が起きたときに、ワクチンを打っていない人たちを反社会分子として理由をつけて、牢屋に放り込むということも可能になってしまいます。

さらには、強制ではないものの、年金や児童手当など公金受取の口座をマイナンバーに紐づけることで、今後の緊急時の給付金の申請が楽になるとして推奨しています。これについては、2023年1月時点で、マイナンバーカード申請数がおよそ8,300万件なのに対して、公的受取口座の登録数は3,400万件と、はかどっていません。現状を受け、デジタル庁は登録を促進するため、住民が児童手当や公的年金などを受け取るために届け出ている銀行などの金融機関の口座を、マイナンバーに紐づけるか否かを通知し、一定期間返事がなければ、同意したものとみなすやり方にする方針です。拒否しなければ勝手に紐付けされますから、知らなかった、気づかなかったでは済まされません。

ところが、これについては制度開始早々から、トラブルが発生。2023年5月後半に、マイナンバーカードと保険証が一体化した「マイナ保険証」にあろうことか他人の保険情報が登録されていることが病院でわかったり、住民票を取得しようとしたら、別の人の証明書が発行されたり、別の人の口座情報が紐付けされているなど、国民全員の重要な個人情報を扱うシステムとしてあってはならない、ずさんな管理体制が明らかになっています。

これだけトラブル続きの最中においても、いまの健康保険証を廃止し、マイナ保険証に一本化する法案が、Jアラート騒ぎでマスコミがジャックされる中、こっそりと2023年5月31日の委員会で採決。6月2日の参議院本会議で可決・成立しました。


マイナンバーカードの代表的な問題点として、セキュリティへの不安が指摘されています。基本的な個人情報のほかに社会保障、金融資産情報などの情報が1枚のカードに集約されていることにより、紛失により悪用された場合のリスクがこれまでに比べて桁違いの大きさとなります。そのため他国では社会保障の情報とそれ以外の情報は分けて管理されていたり、個人情報漏洩の危険性からマイナンバー自体を廃止しようという国もあるくらいなのです。

加えて、金融情報との紐づけにより、有事の際の個人に対する預金封鎖も容易になるというリスクが指摘されています。実際に2022年カナダでのワクチンパスポートへの反対デモで、カナダ政府は緊急事態条項を発動し、デモ参加者の預金口座凍結を発表。マイナンバー制度で個人の金融情報が政府に押さえられていれば、政府の方針に反対する人に対して、簡単にこのような措置を取ることも可能になってしまうのです。

国民の利便性やデータの安全性などは二の次で、マイナンバーを使って一気に超管理社会へ邁進を急いでおり、それは一体誰の命令なのか考えないといけないのです。

●緊急事態条項より怖いパンデミック条約

ネット上の書き込みを見ると、憲法改正で緊急事態条項が可決されてしまうとワクチン接種が強制になってしまうのではないかと恐れていている人が多いようですが、それは少し違います。もちろん、緊急事態条項も問題ではありますが、それよりも医療の面で注視しなければならないのは、パンデミック条約です。

パンデミック条約とは、今後も世界的な感染症が起きたときに備えて、国を超えて協力しようという名目で、ＷＨＯが制定を呼びかけている条約です。現在はまだ批准されていませんが、各国の憲法より上に位置する条約をいま、ＷＨＯがつくろうとしています。２０２３年３月の時点で、ゼロドラフトと呼ばれる内容の草案が明らかになりました。これが非常に危険な内容です。

それによると、パンデミック条約に署名した国は、感染症が流行した際、条約が各国の憲法以上の価値を持ち、政府よりWHOのほうが上になり、WHOの命令に従わないといけないことになっているのです。パンデミック条約には、「世界的管理、医薬品製造能力強化、知的財産権の免除、パンデミック対策医薬品の国際公共財化」が明記されています。パンデミック対策という名のもとに、世界中の人の行動を制限できる強制力を持った内容です。

WHOはアメリカに次いで拠出額第2位で、かつワクチン推進者のビルゲイツにコントロールされている状況ですから、まさに向かっている方向は陰謀論が示すもののど真ん中です。そのための準備を10数年前から着々と進めているのです。

10数年前からの準備とはどういうことでしょうか。WHOは2009年にパンデミックの定義自体を変更しています。それまでは、血を吐いて倒れるような重篤な症状が現れる感染症が広がることがパンデミックの定義でした。ところが、2009年に重症度は関係ないことに変更されました。風邪のような軽い病気でも、世界中に一気に広がることをパンデミックとすることに変更しています。つまり、風邪が流行っているだけの状況でも、パンデミックを宣言することにより、批准国はWHOの支配下に入ってしまうということです。

また、ゼロドラフトでは、「インフォデミック」についても言及しています。これはWHOがつくった造語で「虚偽や誤解を招く情報」のこと。WHOが定義する感染症やその対策に疑問を持つような意見は、すべて虚偽として扱うぞといっているようなものです。条約を批准した国は、非常時にこのインフォデミックを管理するような要請も含まれています。加盟国はこれらの情報を「SNSを含む効果的なチャンネルを通じて」管理されるように指示されています。

主権国家の権利を侵す内容のパンデミック条約について、2022年3月にイーロン・マスクが「WHOへ権限を譲るべきではない」とツイッターに投稿しました。それに対してWHOのテドロス事務局長は「WHOへの権限移譲というのはフェイクニュースだ」とツイッターで反論しています。

フェイクニュースという言葉はここでも権力者に都合よく使われています。

パンデミック条約に反対する声は各国で上がっていますが、日本ではその存在すらまともに報道されていません。

●日本版CDCの新設決定、WHO日本支部も

国内でも着々と、感染症拡大予防を名目とした強制の仕組みがつくられています。政府は今後の感染症に備えて、アメリカの疾病対策センター（CDC）をモデルにした、いわゆる日本版CDC「国立健康危機管理研究機構」を2025年創設予定です。ここもまさしく「2025年日本がなくなる」と同じ年です。2023年5月に、この組織をつくるための法案が、これも北朝鮮ミサイル騒ぎの裏で成立しました。これにより現在の国立感染症研究所と国立国際医療研究センターが統合されます。

これまで日本の新型コロナ対策にあたってきたのは厚生労働省です。厚生労働省の内部には良識ある人もいますから、政府のワクチン政策に反対した人もいたでしょう。ところが、今後感染症対策は世界全体で動かないといけないから、厚労省ではダメだという建前で、この組織の創設が決まったわけです。次の感染症が大流行したということになったとき、この新組織が指揮を取るようになれば、組織内に反対派もおらず、スムーズにワクチン接種などの政策を進めることができます。国民不在の政策を進めるための準備が着々と進められているわけです。

また、WHO傘下の新組織も日本に設立される予定です。2022年8月の時点で、WHOのテドロス事務局長と岸田総理が、新組織設立で合意したことが報じられています。日本版CDCとWHOの新組織日本設立により、厚生労働省を飛び越えて、ワクチン接種を強制する事態が近づいています。

●改正感染症法、改正予防接種法がまとめて成立

2022年12月、感染症法、予防接種法がまとめて改正されました。2023年5月に、2類に分類されていた新型コロナウイルスが5類に移行されましたが、この分類を定めていたのが感染症法です。

今回の感染症法の改正では、次に感染症が流行った場合、公的医療機関は感染症医療の提供を義務付けられるようになりました。対象病院は1,700院、診療所は約5,000箇所。都道府県と医療機関が協力して協定を結び、病床確保を義務付け、協定に従わない病院は、診療報酬の優遇措置が受けられなかったり、承認を取り消すなどの罰則があります。

また、地域の中核となる医療機関に限らず、すべての医療機関は、予防計画の達成に必要な

協力をするなど、努力義務が課されます。義務化などは2024年4月から施行。

要するに、政府の感染症対策の通りにやらない病院には罰を与えるぞという脅しです。そのくせ、知事に従う医療機関は、損失があっても補填してくれるという餌があります。コロナバブルを味わった病院としてはウハウハでしょう。

また、ワクチンの打ち手が足りなくなった場合、医師や看護師ではなくても、歯科医師や放射線技師、臨床検査技師、救急隊員でもワクチンが打てるようになりました。がんがんワクチンを打つ準備は万全です。

同時に、予防接種法も改正されました。これにより、マイナンバーカードで、接種履歴管理のデジタル化が可能に。同時に、空港や港湾の検疫所の所長は感染の恐れがある人に対し、自宅などでの待機や報告などの感染防止への協力要請ができ、協力に応じない場合は、懲役、罰金も盛り込まれています。これはワクチン未接種者に対する事実上の逮捕権限です。また、改正前は臨時接種の対象が「新型コロナ」と明記されていたのに対し、改正後は「国民の生命や健康に重大な影響を与える疾病」に変更されています。これにより、今後新型コロナに限らず、このあとに来る（ことになっている）未知の感染症にも適応範囲が拡大されています。政府が恣意的に決めた疾病のワクチンを、強制的に国民に接種させることが可能になるということです。

大手メディアが、重要なことを何ひとつ報道しない日本では、このような事態が進んでいることをほとんどの国民が知らないわけです。しかし、国民が何も知らず無抵抗なのをいいことに、市民の自由を制限する政策が、水面下で着々と進行中なのです。

第八章　人類はどこへ向かっているのか

●昆虫食やワクチンの本当の目的は

昆虫食やワクチン入り野菜と聞くと、そればかりに注目してしまうかもしれませんが、これらは同じ流れの中の一事象であることを知っておいてください。一つひとつの事象に精通するよりも、大きな流れを知っておくことが大切です。

これは私の仮説ですが、その狙いを一言でいえば、人間性の喪失でしょう。ビルゲイツやロックフェラーに象徴される支配層が進めているのは、優生学思想の実現です。優生学とは、優秀な遺伝子を積極的に後世に残すことで、集団の質を高めようとする考え方のこと。そんな陰謀論的なことはありえないという人もいると思いますが、学問的にも優生学は多くの機関で研究（権力者に都合がよい学問）されており、歴史的にも有名な考え方なのです。実際、19世紀末から20世紀半ばにかけて、優秀な遺伝子を持った人には生殖を促す一方で、障害者や犯罪者を「生殖に適さない者」として、強制不妊手術などが行われていました。日本でも旧優生保護法（1948～1996年）のもとで、近年まで不妊手術が強要されていたのは、記憶に新しいところです。

これを実現することによって、一握りの優秀な支配層と大多数の劣った支配される層がより明確になります。支配される大多数の人を、爬虫類のようなより低俗な生き物にとどめておくために、人間がもともと食べてきた肉や魚や卵、穀類や野菜や果物ではなく、爬虫類が食べてきた虫を常食にして、生物学的に食物連鎖の下に位置するよう意図されています。無知な下層市民にはパンさえ与えておけばよい、という古代ローマ帝国の「パンとサーカス」政策に通じる古来からの支配層の考え方です。欧米では、いまも政治学的に古代ローマ研究が盛んに行われていることをご存じでしょうか。

そうすることで、市民に優劣をつけ世の中に分断や対立をもたらし、これまでの社会の調和や秩序を乱すことが本当の狙いです。支配される側を分断して統治するのは古来、政治学の基本です。

上級市民などといわれる人たちも支配層から見れば下級層ですが、政治家、官僚などはワクチンを打っていない人が多いですよね。そういうところに優劣をつけるわけです。
また優生学は宗教学の発想からすれば悪魔崇拝というういい方ができるかもしれません。悪魔崇拝の原点として重要なことは、「子どもを生贄にすること」「第一子を生贄にすること」「神がつくったとされるこの世界の摂理を壊すこと」です
そのため、遺伝子に影響を与えるmRNAワクチンなど「生物の遺伝子を操作すること」や「人間の尊厳や人間らしさを奪う」方向に物事が進められています。
最近、にわかにLGBTについて、政府は強引な方法で「LGBT理解増進法」を2023年6月に成立させました。新型コロナ後の急速なこの動きも同じ発想からきています。自然界に男女2種類の性別が存在して子どもを宿すという、自然の摂理（アダムとイブの話をイメージすればよいでしょう）を壊す動きのひとつです。

悪魔崇拝という考え方は、宗教とは縁のない人が多い日本人にはあまりピンとこないかもしれません。しかし欧米社会では、ローマ法王が言及するほど知られた概念です。
このような見方を、ただの陰謀論だと笑い飛ばす人が大半だと思いますし、無理に信じる必要もありません。しかし、これまで見てきたように、世界全体が市民の自由を剥奪する方向に

進んでいるのは事実なのです。

●金融破綻は起きるのか!?　莫大な借金漬けになった日本や欧米諸国の今後

日本を始め、コロナ騒動、ワクチン購入のグローバリズムに乗った国は程度の差こそあれ、莫大な借金を抱えることになりました。日本の国債発行額は1，068兆円に上っています。アメリカも4，592兆円にも上るといわれ、借金まみれの状態です。この状況を受け、また、2024年に日本で紙幣が変わるタイミングで、金融破綻が起きるのではないかと予想する声も多く聞かれます。ただ、私は金融破綻は起きないと思っています。

なぜかというと、現在の日本の状況は、ほとんどの人が政治に無関心だからです。政治の情報や社会の課題よりも、芸能ニュースやスポーツニュースなど頭を使わずわかりやすいものだけに関心が集まり、問題に気づかない夢遊病状態にされています。いわゆる3S政策といわれているものです。たとえば、国民にとってマイナスな法案を通すときには必ず芸能スキャンダルが起きるような状況をつくり、国政に関心を向けさせないようにしているのは有名な話です。

このように国民が眠っている状態は、国にとっては都合がよいのです。

しかし金融破綻が起きると、ある意味、危機が明確になり、世の中のおかしさに気づく人が増えてしまいます。支配層からすると、そうなって欲しくはないはずですから、金融破綻も食糧危機も、あおるだけあおって、実際には来ないと踏んでいます。食糧危機でいえば、あくまで企業が儲かるコオロギなど代替物の普及を図りたいためなので、本当の危機は起きないという推測です。

こうやって問題が起きるとあおりながら、自分たちが画策する方向に誘導することをマッチポンプといいます。金融破綻が起きないということは、気づきのための大きなチャンスもないということになりますので、金融破綻が起こるというより、残念ながら二極化の進行で今後もさらに市民の貧困化が進み、真綿で首を絞められるような状況が続くのです。

●国の借金を国民が返す義理はない

国が借金まみれだからこの先が大変だとか、増税は仕方ないと感じている人が多いかもしれませんが、そもそも国の借金を国民が負担する道理はありません。

国は国で、ひとつの法人、会社のようなもので、そこはそこでお財布を持ってやりくりをしているわけです。その経営が下手くそで借金まみれになったとしても、国民がそれを返す必要はないのです。むしろ国民は国にお金を貸している立場です。

そもそも、税金の使い方が間違っていることが問題なのに、借金額を国民一人あたりに換算したり、子どもたちの世代に負担を負わせてはいけないなどとたとえることで、国は論点をすり替えています。そのこと自体が、すでに詐欺なのです。この詐欺に日本人が気づかなければいけません。いわれた通り詐欺に引っかかってしまっているから、増税を容認し推し進める党に、ＮＯをいえないのです。それをいいことに、アメリカの軍需産業にお金を貢ぐだけの防衛増税など使い方を誤っているとしかいいようのない増税が平気でまかり通っています。おそらく詐欺のような増税案はこれから増えていく一方でしょう。

ＮＯといわなければならないといっても、なにも私たちが明日から日々の消費税の支払いを拒否しよう、という話ではありません。増税は法律によって決まっていきます。その前に私たちの意思を表明できるタイミングは、結局は選挙やどの政治家を応援するか、政治に無関心にならないか、ということになります。理不尽な増税や政策にＮＧを出すには、増税を拒否できるだけの、気づいている人の数が集まっている必要があります。

●不妊・障害児の出産リスクを考慮し、非接種者精子に高値が

日本で政府にされるままのこの傾向が変わらなければ、いま以上に気づかないうちに貪《むさぼ》られて、さらに奴隷的な生活になっていくことは避けられないでしょう。お金についてもそうですが、私がこの先一番恐れているのは、不妊や障害児の出産リスクが大きく増えることです。ワクチン接種者の不妊のリスクが上がることは確実ですので、これからの世代はこの課題から逃げられません。

余談ですが、海外ではワクチン非接種者の精子に高値がついているとの報道がありました。2021年11月の時点ですでに、接種者の4倍だそうですが、その差はさらに広がるでしょう。海外だけでなく、国内でも普通に、非接種者しか加入できない結婚相談所が登場していたり、非接種者しか参加できない婚活パーティーなるものも開催されています。生まれてくる子どものことを考えたら、ワクチンを打っていない人の中から結婚相手を選ぼうという発想はよくわかります。接種者と非接種者のあつれきも市民分断化のひとつとして最初から意図されていた

ことだとは思いますが。

日本では、世代間の差は別にして、約8割の人が1回以上接種しているわけですから、接種者同士のカップルがもっとも多くなるとは思いますが、打った人と打っていない人の組み合わせもかなり出てくると思います。だとすれば、自分は打ってないから大丈夫、では済まない事態なのです。

●各国借金まみれの末には、借金帳消しも

これは私の妄想ですが、このまま各国の借金が膨らんで行った先、何年先かはわかりませんが、どこかで全部帳消しになるのではないかと思っています。

金融資本の支配者たちは、紙幣を印刷している人たちで、お金を好きなだけ印刷できる人たちです。彼らにとってお金がどれくらい得られるかは重要ではありません。現代のお金のシステム、設定をつくり上げた人たちですから、その設定自体がもう立ち行かなくなってきたとなれば、設定をやめるも壊すも彼ら次第なのです。

ただ、それには何か事件や事故など、やむをえない事由、こうするしかなかったという理由が必要です。それは戦争なのか、大地震なのかはわかりませんが、何がしかの理由をつけて国債も借金も全部なかったことにするのではと予想しています。そうすることで、自分たちがつくってきたシステムそのものを破壊させるのではないかと想像しています。これは先ほどないといった2024年の金融破綻予想とは少し違います。ただしその時点でお金の価値はゼロになるので、大半の市民は一文無しに転落ということになります。戦後のハイパーインフレと預金封鎖、新円切り替えにより、国民が購入した国債や市民の預金などが紙切れになってしまったことと同じような事態が起きる可能性があるということです。

●コロナとセットで支配層が画策した印象操作

コロナ騒動とワクチン接種を広く世界で押し進めたい支配者層にとっては、ワクチン否定派の言動を封じるか、信用度を地まで落とす必要がありました。前作でも触れましたが、そのために支配層が取ったいくつかの作戦を紹介しておきます。今後も同じような手口が使われると思いますので、カラクリを理解し、つまらない落とし穴に引っかからないようにしましょう。

まずは「Qアノン」。「Qアノン」とは、アメリカの極右勢力が支持している極端な陰謀論です。２０１７年に「Q」という匿名のハンドルネームで書かれた主張によって始まりました。日本でも悪質な陰謀論として大手メディアが取り上げたので、現在は聞いたことがある人も多いでしょう。悪魔崇拝者や小児性愛者などが集まる世界規模の秘密結社（ディープステート）が世界を裏で支配していて、ドナルド・トランプがこれと戦っているというのがざっくりとした主張です。トランプが落選したあとの連邦議事堂襲撃事件にも関与しているなどといわれました。

しかし、Qアノンこそ支配層の策略であり情報弱者を誘導するためのものです。世界中で、科学的根拠をもとにワクチン反対を主張する層と極端な陰謀論を論じるQアノンが同じものだといわんばかりの報道がなされました。その結果、ワクチンが危険だという主張はすべて怪しい陰謀論だとされたのです。そのような文脈の記事を見た人も多いのではないでしょうか。実際に「Qアノン」が唱えてきた荒唐無稽な予言は何ひとつ実現されておらず、結局「Qアノン」は情報弱者を混乱させるためのエサでしたが、支配者側の意図は見事に成功したといえるでしょう。

ワクチンの危険性を訴える人たちを陥れた陰謀論はほかにもあります。「地球平面説（＝フラットアース）」です。地球平面説は文字通り、地球の形状は平面状であると信じる人たちです。ネットから流れてきた怪しげな地球平面写真を信じています。困ったことにこの人たちもコロナ騒動を陰謀だと唱えているのです。コロナ騒動の最中、地球平面説を信じる人たちとワクチン否定派を結びつける報道も目立ちました。地球平面説を信じるような連中が反ワクチンを唱えている、そんな怪しい連中が唱えている説だから反ワクチンはデマだというわけです。それは私でもそう思うでしょう。

フラットアースの科学的なウソの解説はほかの情報媒体にお任せしますが、なぜ新型コロナ前後からフラットアースがネット内で広まっていったのかを考えなければいけません。フラットアースの原点はキリスト教原理主義であり、ガリレオ・ガリレイなどで知られる天動説と地動説です。地球を宇宙物理学的に考えたとき、現在の科学でも若干説明できないことがあるとはいわれており、それは私も同意します。そこに目をつけた支配者層は情報弱者が引っかかりそうなエサをたらして、支配者層が好むキリスト教原理主義に貧民は戻りなさい、君たちはバカなのだから、といっているのです。

地球の存在に宇宙物理学的に説明できないことがあっても、科学でとらえるというのであれば発展性がないとおかしい。せめて三次元説が二次元説に退化するのではなく、四次元説に進化してもらいたいですが、私でも地球平面説とワクチン否定をつなげて考えるのは、まともな科学的批判の否定につながることだと思います。これも計算された世論誘導のひとつでしょう。ワクチン反対派はいまさらそんなキリスト教原理主義を信じるカルト集団なのだ、という印象操作です。

大麻をありがたがって合法化を主張する「大麻信者」にも新型コロナ騒動陰謀論を唱える人が多いです。彼らの特徴は「大麻はほかの薬物より安全、害がない」と極端な大麻擁護論を唱えていることです。主張に医学的根拠が弱く大麻を推し進められている陰謀論的背景も知らず、単純にただ大麻が好きというクスリ好きが多いのも特徴です。しかし彼らは二重に支配者層に操られている人たちでもあります。

そもそも世界的な大麻解禁の流れは製薬会社がビッグビジネスとして仕掛けているものです。２０２１年にファイザー社が約７，６００億円で大麻バイオテック企業を買収していることからもわかるように、世界のビッグファーマ（巨大製薬会社）が巨大市場をつくり出すための活動が医療大麻解禁です。

一方では、製薬会社や精神医学界、御用脳科学者が発信する大麻の効果をうのみにして拡散し、一方では反ワクチンを主張することにより、反ワクチンは怪しいという世論つくりにも貢献しているというわけです。何も知らない市民は、大麻信者が反ワクチンを主張してもカルトかヤクザかくらいにしか考えないでしょうし、それはマリファナを吸っている人を見れば一目瞭然です。


オンラインでお花畑なスピリチュアル系セミナーが急増したのもこの時期です。「引き寄せ」「特別な能力がなくても人生はよくなる」、「言霊を大事にすればいいことが起こる」など、楽に人生は変えられると主張するお花畑スピリチュアル系の教えが、コロナで経済的に追い込まれた層を中心にブームとなり、いまも続いています。これらのスピリチュアルブームを好意的に報じる大手メディアも多く、いま起こっていることを素直に受け入れることによって、運が引き寄せられるというスピリチュアル的な考え方は、コロナ騒動の本質から市民の目を遠ざける一助となりました。

私は精神療法の専門家なので精神や心に目を向けるのは悪くないと思っています。しかし、いまブームのお花畑スピは物事の表面にしか目を向けない、見せかけ精神の体現であり、きれいごとをいう詐欺師たちが活躍するためにうってつけの場となっているのです。

「デマを流す」「フェイクニュースを流す」「陰謀論者」など、ワクチンの危険性を訴える人たちにさまざまなレッテルが張られたのは記憶に新しいでしょう。反ワクチンを唱える人はすべて怪しい陰謀論者という印象操作がなされました。ごく一部でも非科学的なデマを飛ばす人たちがいれば、それを拡大解釈してすべてのワクチン否定派に当てはめてしまうのは、大手メディアをコントロールしている支配層からすれば簡単なことです。私もこれらの人たちとひとくくりにされ、デマを流す医師として報道されました（笑）が、これら非科学的な陰謀論者は大嫌いです。

いまだに日本ではこれらの印象操作が大成功を収め続けている状況です。しかし、私たち市民の権利を守るためには、どの情報もうのみにせず、非科学的な主張と科学的主張を見極める情報リテラシーを持つことが今後一層求められます。

第九章　**超管理社会を生き抜くためにできること**

●打ってしまった人がいまからやるべきこと

残念ですが、打った人がもとに戻ることはできません。その意味でも今後できることとして、最も大切なのは、もうこれ以上ワクチンを打たないことです。これは新型コロナワクチンに限らず、すべてのワクチンに対しての話です。前述しましたが、打てば打つほど幾何級数的に、死亡や後遺症のリスクが高まるからです。1回だけの人よりも2回目、2回目の人よりも3回目の人のほうが、4回目以上の人のほうが圧倒的に死にやすいわけです。何はともあれ、もうこれ以上打たないことです。追加接種のお知らせが来ても、それに乗らないことが重要です。

最近また、積極的に子宮頸がんワクチンの広報がおこなわれているようですが、効果がないどころか激しい副反応があるのは、拙著「ワクチン不要論」(三五館シンシャ刊)で書いた通りです。また前述したように、最近帯状疱疹が増えているということで、帯状疱疹用ワクチンの接種を勧める報道も増えています。しかし帯状疱疹ワクチンもまたマッチポンプです。新型コロナワクチンの後遺症で帯状疱疹が出ているのに、それをワクチンで対処しようというのですから、国民も馬鹿にされたものです。こうしたことにゆめゆめ引っかからないように。

次にできることとして、打っても体調に異常を感じていないなら、あわてて解毒しようなどと特別なことをしないことです。何も異常を感じていないのに、変に解毒をしようとすると、それがきっかけで新たな不調を引き出してしまうこともあります。もちろん、明らかに元気がないとか、後遺症が出ているという人は別ですが、特段異常を感じていなければ、自分は運がよかったと思っていればよいと思います。私が行う医学の大原則は「余計なことはしないこと」です。

「運がよい」というのは、ロットの問題があるからです。コロナワクチン接種は治験ですので、ワクチンの製造ロットによってワクチンの内容が異なります。これは知らない人が多いようですが、まるでロシアンルーレットのように、ロットで死亡者率や後遺症の率が違いますので、現時点で打ったけど異常を感じていない人は、毒性の低いロットにあたったと喜んでください。ご自身が打ったワクチンのロット番号がわかれば、インターネットで、どの程度のワクチン被害が出ているロットなのかを調べることができます。

その次は、日常でできる予防をするということです。悪いものを食べていれば、血栓のリスクが高まるのはあたり前なので、自ら病気を招くようなことはしない。社会毒の話はまさにそうですが、基本に忠実に。たとえば、日々の食事や材料に注意を払う、日用品に気を配る、睡眠をしっかり取り、電磁波や放射能などの不自然な環境にも対処することです。逆に宣伝されているような特効薬や解毒薬、サプリメントに飛びつくのはおすすめしません。

現時点で後遺症や副反応が出ている人は、医療的対応が必要になります。ところが、現代の西洋医学の医療的対応は問題が多いので、再び薬漬けにされてしまう可能性があります。くれぐれも気をつけてください。前述したように、後遺症の治療のためにイベルメクチンを使っている医師もいますが、私はおすすめしていません。イベルメクチンは血を止まりにくくする薬で、血栓ができやすくなるコロナワクチンにはイベルメクチンが効いたように見えますが、冷静に考えて、血が止まりにくくなるということは怖いことです。

私のクリニックでは、ホメオパシーを活用したり、バイコムという波動医療機器を用いて対処しています。ホメオパシーはドイツの代替医療、バイコムとはワクチンが持っている波形に対して、逆の波形の周波数をあててその影響を相殺するような治療法です。しかし、このような治療も漢方やサプリメントもあくまでも対症療法で、症状を緩和しているだけなので、根本的な治療にはならないと考えます。これらに対しての根本療法とは、社会全体が新型コロナワクチンの正体を知り、これ以上の接種をやめるということなのです。

●未来のためにできること

ここまで読んでいただくと、改めて日本が置かれている現状に絶望したかもしれません。誰かなんとかしてくれないのかと、ヒーローや救世主を求めたい心境になるかもしれません。すがりたくなる気持ちはわかりますが、それでは何も解決しません。その意味で私は、SNSはそのような気持ちを助長するという点が、悪だと思います。他人任せでは、社会的構造が何も変わらないのは歴史が証明しているからです。

ではどうすればよいのか？　情報を集めて自ら行動することです。たとえば情報リテラシーを持った上でのＳＮＳであり、良質な書籍です。ここ数年、ＳＮＳの情報統制がひどく、新型コロナやワクチンに関する発信はことごとく検閲されています。私のＹｏｕＴｕｂｅチャンネルでは、現在新型コロナに関する話題は伝えず、まったく別の話題で発信を続けています。一方、ツイッターは一時私のアカウントは永久凍結とされましたが、イーロン・マスクがツイッターを買収してからは、アカウントが復活。彼の意向でツイッター内での検閲もなくなりました。いまのところ、ツイッターはさまざまな意見を持った人が自由につぶやける場になっており、ツイッターは現時点で幅広い情報が入手できるメディアだと思います（玉石混合ではありますが）。その意味で、ツイッターで情報収集をすることは意味があります。また、書籍は読者が買ってくれた代金が利益になるので、スポンサーの影響を受けにくい媒体です。

繰り返しますが、国民がコロナで右往左往しているうちに成立した法律やマイナンバーカードなどの社会制度から見えてくるのは、市民の権利がうばわれる超管理社会への道です。大増税やワクチン接種強制なども含めて、前作で危惧していたことが次から次へと具現化している状況です。コロナが5類になり、自由が戻ってきたように見えますが、次の段階までのガス抜きともいえるでしょう。近い将来、違う形でコロナ時と似た行動制限が行われる可能性は高いと考えています。そのとき、行動制限に従わない人には逮捕、預金口座凍結などの強硬措置が取られるかもしれません。それを可能にする法律が次々に成立しているのは前述の通りです。

支配者層がつくり出そうとしている超管理社会。これに立ち向かうには、まとまった人数の市民が必要です。私も政治団体である「市民がつくる政治の会」の代表をさせていただいていますが、組織をつくって啓発活動をするのもまとまった人数をつくるためです。不当な政策に対して声を上げる市民の人数が唯一この状況を打開できるカギです。SNSが効果的な場面もあるかもしれませんが、簡単に情報操作されてしまうのは、ワクチンをめぐるさまざまな規制で証明されました。究極には口コミ、対面、リアルな人とのつながりからの情報が大切です。ワクチンが危険だといっても信じてもらえないと嘆く人は、テレビとあなたが違うことをいっているときにどちらを信じるか、と問われたときに、テレビを選ばれているのです。これまで、そういう関係しかつくってこなかったことに問題があります。本当に信頼されていれば、テレビが何をいおうとあなたのいったことを信用してくれるはずです。そこには科学的とか、論理的なアプローチや説明の巧さは関係ありません。

そのためには、救世主にすがるのではなく、一人ひとりが社会的実力をつけ、信頼に足る人であること。夫婦や子ども、親など身近な人と、話が通じる関係をつくり直すことです。日頃から会話し、食事をしたり、困ったときには助けたり、そこから始めてください。ワクチンの危険性を知ってほしいからといって、相手の理解度も押しはからず、これが正義だと上から目線で情報を投げつけるだけでは、テレビと同じ手法を逆方向からやっているに過ぎません。いま日本人は、コロナの影響でリアルな付き合いを避け、人間関係がつくれなくなっています。そんないまだからこそマスクを外し、つながりを持ってほしいと思うのです。

コロナ騒動の陰に隠れて、不当に市民の自由をうばおうとする動きが進行していることを知り、それに対して仲間を増やして声を上げる。それによって、市民の権利をうばう大きな流れにあらがうことができるのではと思います。

子どもによりよい未来を残すために。

第四部

【特別座談会】
繋ぐ会（ワクチン被害者遺族の会）
×
内海 聡

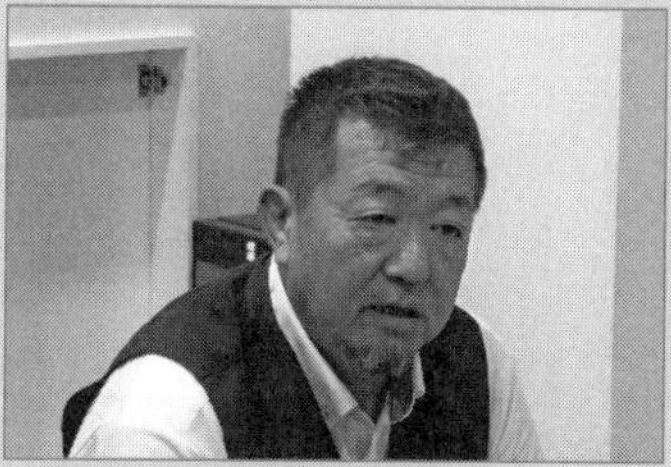
繋ぐ会・前会長 鵜川和久さん

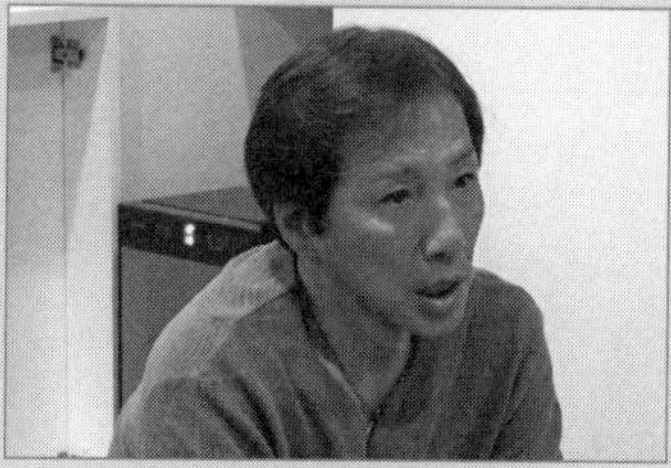
小金井隆行さん

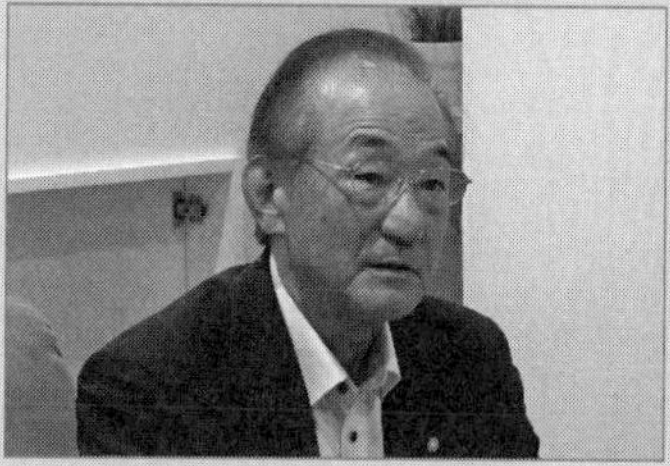
繋ぐ会・現会長 東 正秋さん

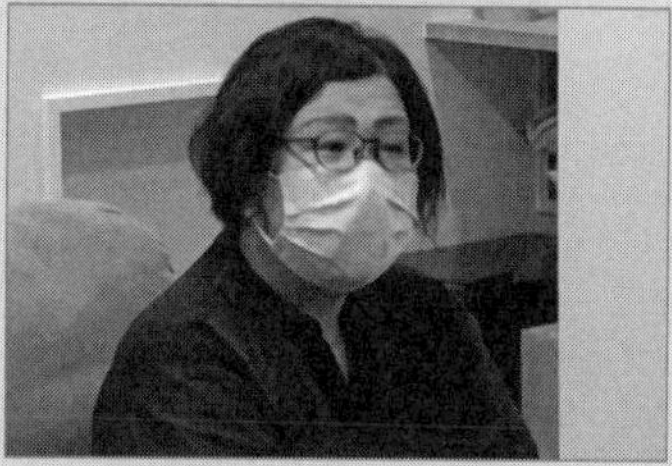
田所ようこさん（仮名）

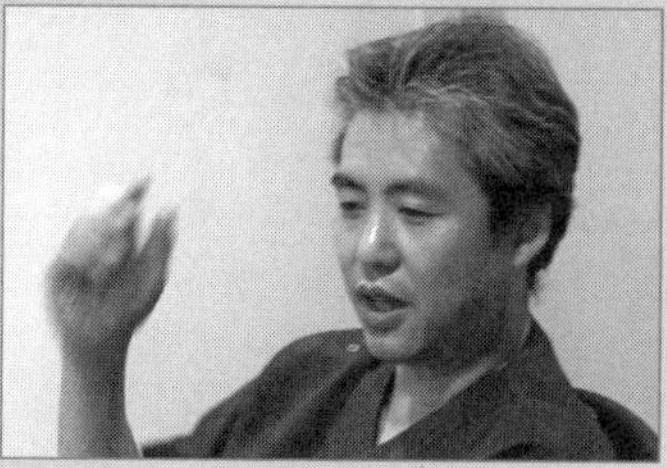
内海 聡先生

▼特別座談会

繫ぐ会（ワクチン被害者遺族の会）×内海 聡

（2023年6月22日NPO法人薬害研究センターにて）

2023年6月都内にて、『NPO法人駆け込み寺2020』理事長、『繫ぐ会（ワクチン被害者遺族の会）』（以下繫ぐ会）の前会長として、ワクチンの影響で家族を亡くされた遺族の方を支援する鵜川和久氏と、『繫ぐ会』現会長を始めとした3名の方に、直接話を伺う機会が設けられました。ワクチン接種からの経緯や症状、行政の対応や訴訟の現状などを内海聡氏が聞きました。

※『NPO法人新型コロナワクチン被害者駆け込み寺2020』とはワクチン遺族の方を支援する目的で、2021年9月に発足したNPO法人。同年11月にはHPを立ち上げ、ワクチン被害の相談や予防接種被害者救済制度の申請支援、国賠準備支援などにあたっている。自主製作映画『真実を教えてください〜ワクチン被害遺族の声』を製作し、全国で上映会を開催している。理

事長は鵜川和久氏。

●ワクチン接種開始から3ヶ月後に、駆け込み寺発足

内海（以下内）：今日はありがとうございます。どうぞよろしくお願いいたします。
一同：よろしくお願いします。
内：まずは、鵜川さんにお聞きしたいのですが、駆け込み寺や繋ぐ会が発足した経緯について教えてください。
鵜川（以下鵜）：あれは、2021年9月のことです。東京都・日野市の市議会議員で、ワクチン問題に積極的に取り組んでおられる池田利恵《としえ》さんを始め、ワクチン反対を訴える政治家やお医者さんが集まって、名古屋で記者会見が開かれました。そのときに、池田さんから「被害者救済の窓口をやってくれないか」と頼まれたのが、駆け込み寺発足の最初です。

その当時で、ワクチンの影響が疑われる死亡事例が、PMDA（医薬品医療総合機構：医薬品の副作用による健康被害を取りまとめ、再発を防ぐ目的の独立行政法人）の報告で500件以上ありましたね。

内：日本でワクチン接種が始まったのが、医療従事者が２０２１年２月、高齢者が４月。一般に本格的に接種が始まったのは２０２１年６月からでしたから、そのわずか３ヶ月後ですね。

鵜：はい。最初に来られたのが、いま繋ぐ会で一緒に活動している河野明樹子さん(注1)でした。ご主人がモデルナのワクチンを接種した翌日、アナフィラキシーで全身が真っ赤になった状態で亡くなったという方。役所に行っても医者に行っても、相手にされず門前払いで、解剖医に訴えても「裁判してもどうせ負けるで」といわれたと。どうしてよいかわからないと、正気を失った状態で、僕のところにこられたんです。涙して語られていた河野さんのおかげで、これはもう本気で動かないといけないなと覚悟を決めることができましたね。それでホームページを立ち上げたのが11月です。

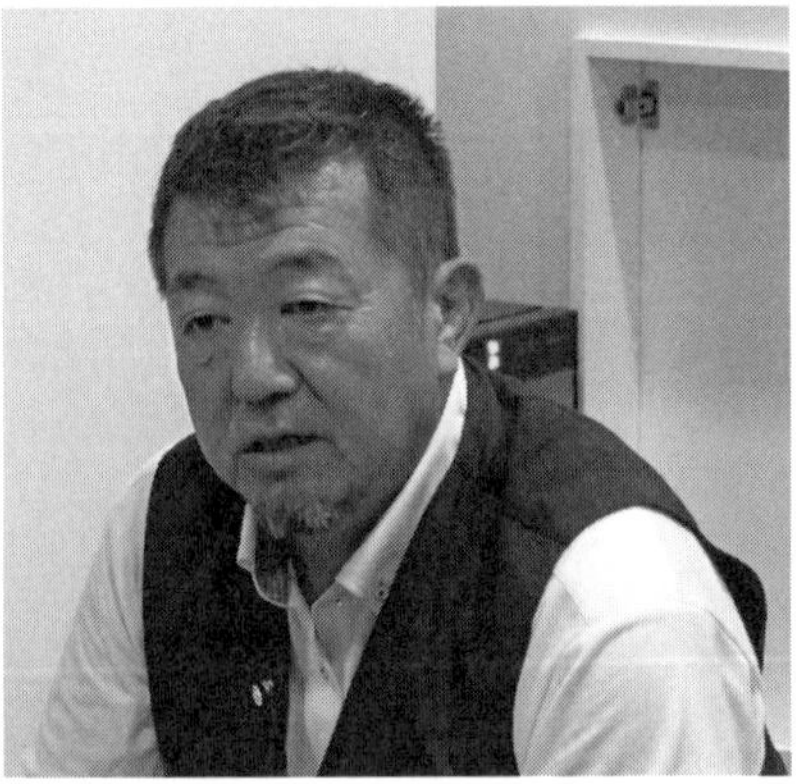

内：当初から駆け込み寺は、ワクチンで亡くなった方の窓口だったのですか？

鵜：当初からワクチン被害者遺族の相談にのっていましたが、相談件数はワクチンハラスメントが圧倒的に多かったので、最初はワクチンハラスメントやワクチンによる後遺症の相談にものっていました。ワクチンハラスメントとは、ワクチンを打たなければ、仕事に就けない、学校の授業が受けられない、という圧力です。特に医療系の学生が病院の実習に行くには、ワクチンは必須といわれて、1日に数十件相談がありました。それを私たちを介して弁護士を紹介するなどの活動を始めました。ただ2021年当時は弁護士もワクチンについては声を上げづらい状況でした。本当にワクチンに対する世間の期待感が高すぎて。

そこから副反応の方々、亡くなった方々の相談に広がっていきました。

現在は、ワクチンハラスメントとワクチン後遺症に関する相談は、別の窓口を設けて活動しています。

当時、家族も亡くなったという相談が12人まで増えて、その中の一人はベトナムでアストラゼネカのワクチンを打ち、その日に亡くなったという方だったんですね。これは難しい問題でした。日本で訴訟もできないし、救済制度も使えない。任意でベトナムで打っているから救済できない、などといわれながら活動し始めました。

内：映画製作や上映会をやるようになったのは、どういった経緯があったのですか。

鵜：家族が亡くなったという相談が次第に増えて、12人になったとき、ワクチンの被害を多くの人に知ってもらって、国に認めてもらうように声を上げていけるようにしたい、というのがみなさんの総意でした。そこで、どうしたら自分たちの思いが伝わるかを考えたときに、ドキュメンタリー映画をつくろうということになりました。素人がつくる完全自主製作の映画でしたけど、とにかく各地で上映会を開催して、観てくれる人を増やしながら、ワクチンの被害について声をあげて立ち上がる人を増やそう、という目的で始まりました。駆け込み寺としても上映会をしましたが、それより圧倒的に多く、さまざまな市民団体や普通の会社員の方などが主宰してくれました。

内：上映会はこれまでどのくらい開催されているのですか。

鵜：いや、もう数えきれません。途中から映画のＤＶＤを販売し、そのＤＶＤを買った方は自由に上映会が開催できるようにやり方を変えましたので、もう開催回数は把握していないです。ただ、もう全国で３００回以上は開催されているのではないかと思います。

内：上映会は効果がありましたか。

鵜：はい。おかげで、２０２２年4月の段階でご相談が１０８人まで増えました。ただ、一緒に声を上げて、活動しませんかと呼びかけても、実際に立ち上がるのはわずか2割。ほとんどの方が嫌がりましてね。家族の中でも、ワクチンが原因じゃないかという人と、ワクチンは関係ない、という人で分かれていたり、職場にはとてもじゃないがいえない人とか、あとは、住んでいる地域がら、子どもに先立たれたことすら、（ワクチンが原因だと）人にいえないという方もいました。

●遺族会『繋ぐ会』の結成で流れが変わった

鵜：そんな流れが変わったのが、2022年10月です。遺族会結成のつどいを東京で開きました。12人の遺族の方が集まってくれて、初めて実際に会って、亡くなられたご家族の思いやそれぞれの環境について共有できたんです。「繋ぐ会」という名称も、そのときみなさんで話し合って決めました。この「繋ぐ」には3つの意味がありまして、ひとつ目は亡くなった家族の思いを繋ぐこと。2つ目は残された私たち遺族を繋ぐこと。そして、この活動を未来に繋ぐこと、です。弁護士の青山さんも参加してくれて、その後、会見も開き、集団訴訟を目指すことも意思表示しました。

このニュースを、地方の新聞社や放送局が拾ってくれましてね。いわき民報とか中日、京都、静岡新聞にCBC放送でもやってくれたかな。おかげで、繋ぐ会に入りたいという人も増えました。

内：厚労省の役人に話しに行ったというのは、そのあとですか。

鵜：そのあとの2022年11月25日ですね。「ワクチンの危険性を考える国会議員の会」という超党派の議員組織がありまして、そこの勉強会（新型コロナワクチン接種と死亡事例の因果関係を考える勉強会）(注2)に呼ばれました。厚生労働省の役人も出席する勉強会の場で、繋ぐ会のみなさんの声を届けてほしいということで、行ってきたんですけど……。

内：暖簾に腕押しだったと。

鵜：そうなんです。議員の方に事前に「思いの丈を話していいか」と聞きましたら、「ぜひやってください」とのことだったので、3人の遺族の方が家族を亡くした経緯や心情を語ってくれたのですが、なんというか、出席していた厚労省のみなさんは揃って能面のようで、ロボットに話してるのかなと思うくらいでした（苦笑）。

でも、そもそもあれは、ワクチン被害の実態を国民に届けるための場だと思っていましたから、それでいいんです。実際に、そこから一気に相談者も増えました。現在は繋ぐ会に入りたい、という方が合計74名いらっしゃいます。

繋ぐ会の目的は、一人でも多くの人に、ワクチンによる被害の実態を伝え、泣き寝入りせずに国に認定させること。認定されない場合は、それに対する異議申し立てを弁護士とともに行う。そのあとは国家賠償請求にまでもっていけたらと考えています。

内：遺族の方にとって、一緒に戦うということは、辛い経験を思い出して語ってもらうってことですよね。

鵜：そうなんです。それでもやりますといって覚悟を決めている遺族が74名も集まっていますので、ここからはさらに変わっていけるんじゃないかなと思っています。

内：ワクチンハラスメントについてはいまはどうなのですか？

鵜：いまは企業のほうは減ってきましたが、病院や医療系の学校などはまだまだあります。ワクチンは強制ではないといいながら、実習を受けさせないとか卒業させないとか。

内：ワクチン後遺症の方とは？

鵜：別に後遺症の会という団体がありまして、相談があった場合はそちらと連携しています。ワクチンの副反応がひどい人が多く、動けない人も大勢います。誰かの力を借りなければいけないのに、それを理解してくれない人が多いのが現状です。国の救済が入らないと無理ですね。

内：繋ぐ会はその中でも遺族の方々を支援する会なのですね。

鵜：そうです。最初私が立ち上げたのは「コロナワクチン被害者駆け込み寺」という個人団体でした。しかし、本格的に活動を続けていくにはきちっと経費を出しながらやっていかないといけない。そんなことから、継続していくための活動費用をねん出するために、NPO（特定非営利活動法人）化しました。その中に繋ぐ会があるということです。

収益は、上映会と寄付、DVDの販売だけですから、正直運営はなんとか回しているような状況ですね。

内：正直貧乏ですよね。それなのに、金儲けでやっているとか誹謗中傷する人間がわんさかいる。これはいっておきたいですね。

鵜：それこそ、仕事だけしているほうがよっぽど儲かりますよ（笑）。記者会見には会場費もかかる。関係者や遺族の交通費もあります。上映会の会場費などの経費もかなりかかりますし、今後は訴訟費用などもかかってくるかと思います。

内：SNSでの誹謗中傷は見るに堪えないものもありましたね。

鵜：そうです。名前は出したくないということで、遺族の方から頼まれて、被害を発信するために出せるぎりぎりの死体検案書やその状況などをツイッターやフェイスブックに出すこともあります。その中の一人の方の大学病院が発行した死体検案書があるのですが、その中に誤字が1か所あっただけで、大勢の医者や有識者といわれる人たちに寄ってたかってそれを偽物だとたたかれました。大半は匿名です。遺族の方に対して「捏造だ」「偽造だ」「金儲けだろう」「恥を知れ」とまで……。あまりに心ない批判や誹謗中傷が遺族や私に……。それに対してはいまさすがに民事、刑事訴訟を起こしています。家族を亡くした方に対してあまりにひどすぎる。加えて心ない誹謗中傷によって声を上げられなくなるのが怖い。声を上げられる環境をつくっていくのも繋ぐ会のひとつの役割だと考えています。

内：声を上げられない環境はいまでも続いていますか？

鵜：現在、徐々に環境は変わりつつあります。きっかけは昨年の厚生労働省との勉強会ですね。小金井さん（今回出席してくれた遺族の方の一人）などが勇気を持ってあの場で発言してくれたおかげで、気づいたという人が増えました。賛否両論ありましたけど、あの発言は本当に遺族の叫びですから、それが声を上げられない人にも届いたのだと思います。

スポーツインストラクターの愛妻が朝起きたら

東京都　小金井隆行さん

●前日まで不自由なく元気に過ごしていたのに

内：小金井さん、今日はありがとうございます。よろしくお願いします。

小金井（以下小）：私の妻は、2021年9月6日に1回目、9月27日に2回目のワクチン接種を行いました。ファイザー製でした。エアロビクスインストラクターをしており、サーフィンが大好き。フルマラソンの出場経験もあるような元気な人でしたが、ただ、持病で一型糖尿病を持っていたんです。だからこそ、健康には人一倍気をつけていましたし、かかりつけの病院に定期的に行って、採血してもらったり、毎日自分で健康チェックをしていて、数値をすべて記録していたような人でした。

新型コロナワクチン接種が始まった頃も、ワクチンに対する不安感はあったのですが、当時メディアは早く打つようにかなりあおっていましたから。基礎疾患がある人は（新型コロナが）重症化しやすいから、特に早めに接種するよう呼びかけていましたので、妻もそれを見て、自分も一型糖尿病を持っているので次第に恐怖心が大きくなり、打つことにしたんです。そうしたら、2回目接種から12日後の10月9日に亡くなりました。

内：打ってから亡くなるまでの間に、体調の異常はなかったのですか。

小：打ったあとも亡くなる前日まで、普通に生活していました。あとから、妻が日記がわりに投稿していたSNSを見ると、その間、微熱はあったようなんです。それでも、私にツラいと訴えることはありませんでしたから、それほどではなかったようです。

我が家は犬を飼っていまして、その日はたまたま犬の調子が悪いから、翌朝早々に妻が病院に連れて行くことになりました。それに備えて妻は1階で犬と一緒に、私は2階で一人で寝ていたんですね。ところが、次の日のお昼過ぎに私が一階に降りると、その時点で妻はもう硬直して亡くなっている状態でした。現場検証の検視医の方に聞いたところ、死亡推定時刻は夜中の3時だったそうです。

内：つらい話だと思いますが……救急が来たあとに、病院に行くと思うのですが。

小：病院には行っていません。救急隊員の方に「もう手遅れ」といわれまして、このまま警察を呼び、検視の現場検証の流れになりました。

内：そのとき、どんな話になったのですか。ワクチンの話は出ましたか。

小：「ワクチンしか考えられない」と自分から訴えたら、警察の方は「そうかもしれない」といっていました。さらに「どうしますか、戦いますか。国が相手だから難しいかもしれないけど」ともいってくれました。僕はワクチンが原因じゃないかとは思っていましたけど、そのときは動転もしていましたし、戦うとかは一切考えられなくて。ただ、妻の身体にメスを入れるのはイヤだという理由で、司法解剖は断りました。その警察官は「今後もし訴えるようなことがあって、協力できることがあれば、声をかけてください」といってくれました。実際、そのあと、警察から当時の現場検証の資料は全部開示していただきました。

●ワクチンの影響を認めない検死医とケンカに

内：検死の医者は何かいっていましたか。

小：そうなんです。その現場検証のときの検死医は「ワクチンのせいなわけがないだろう」の一点張りでした。

内：書類上、死因はどうなっているのですか。

小：虚血性心疾患です。僕からしたら疑問です。司法解剖しているわけでも、検査しているわけでもないのに、見ただけでワクチンじゃないっていってどうしてわかるんだろうと。

内：虚血性心疾患だと診断した理由は何か聞きましたか。

小：いいえ。そのときは何がなんだかわかりませんでしたから。聞いてもわからないし。ただ、そのあとその病院には何回か行きました。診断書に「ワクチンの可能性がある」と書いてくれとお願いしたんですけど、かたくなに拒否されました。警察に行ってくれだのなんだのといわれ、結局病院で怒鳴り合いのケンカになりました。

内：多分パターンでいってるだけでしょう。虚血性心疾患というのは、心臓に血が行かなくなる状態を指します。原因不明の死亡の場合、心筋梗塞が隠れているだろうと医者は普通考えますから、調べてないけど、きっと心筋梗塞でしょう、と想像でいってるだけですね。

小：なるほど。その医者の態度からは、警察に頼まれてやっただけだから、もう関わりたくない、という感じがしました。

●被害者救済窓口をしていたロックバンドが糸口に

内：いまの心境になるまでには本当に大変だったと思うのですが、そこからどうやって、現在のように被害を発信できるまでに気持ちが前向きになったのですか。

小：妻が亡くなってから数ヶ月間は何も考えられませんでした。我が家は子どもがいないので、妻がいなくなったことで、生活が180度変わってしまって、なんの楽しみもなくなってしまった。本気で妻のあとを追って死のうと思ってたんです。そんなときに、ワクチンの害などを発信してくれているロックバンド「ヘブニーズ」のことを知りまして。

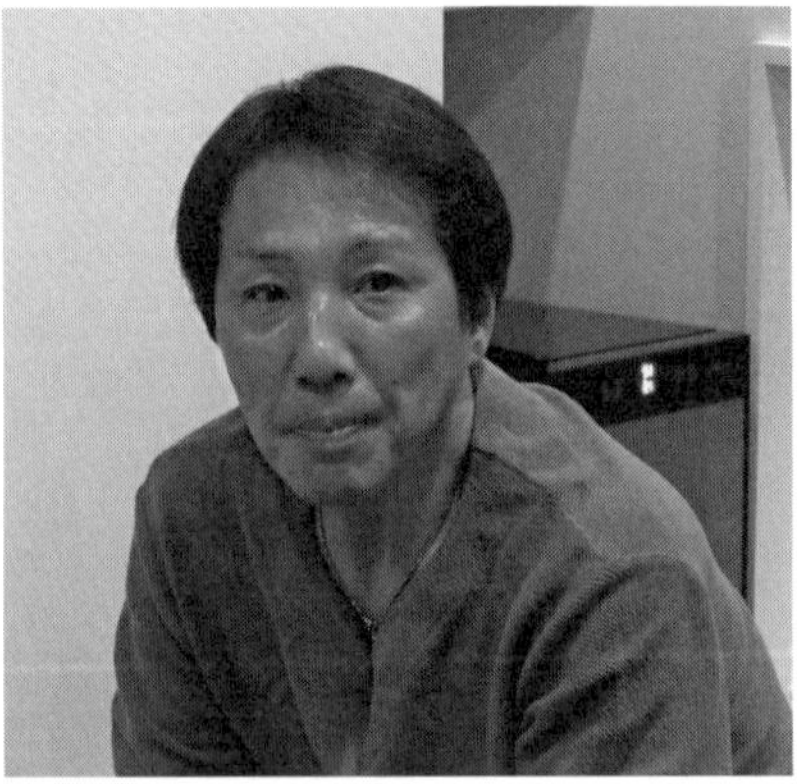

内：なるほど。

小：姉の知り合いに、ロックバンド「ヘブニーズ」のファンの方がいて、ヘブニーズがワクチン被害者の救済の窓口をしていると聞いたのです。そこで、ヘブニーズさんのホームである調布・仙川のキックバックカフェで相談させてもらったところ、後日、4月に鵜川さんから直接お電話をいただき、お会いしました。

鵜川さんとの出会いがあったから、いまの自分があります。妻のあとを追おうとも思ったけど、我が家には犬もいるので、それもできない。死ねないんだったら、生きていく以上、前に行くしかないですよね。コロナワクチンの被害を訴えるために顔も実名も出して活動することに抵抗を感じる人もいるけど、僕自身まちがったことをしているつもりはないし、なんら責められるようなこともない。ただ、妻が生きた証がほしい、仇をとってやりたい、その思いですよね。そういう気持ちになれたのは、鵜川さんとお会いできたからです。

鵜：死亡一時金が欲しいだけだろうなどとワクチン遺族の方々を誹謗する人もいます。しかし小金井さんは、死亡一時金がほしいとか、そういうことではなくて、とにかく奥さんがいなくなって落ち込んでおられましたからね。

遺族の方の大半はつらくて、亡くなったことを思い出したくないんです。でも思い出してしまう。毎日が闘いなんですよ。そんな中、小金井さんは顔出しもして自ら声を上げていく覚悟をしてくれました。一番印象的だったのが、千葉で上映会をやったときに、小金井さんが「僕の命、使ってください」といったことです。この言葉で、私の覚悟もさらに深まりましたし、本気の付き合いが始まりましたね。

小：難しいですが、このワクチン問題なんとかしたいと考えています。

13年間疎遠だった39歳の息子ともう会えないなんて

埼玉県　東正秋さん（２０２３年７月より繋ぐ会会長）

●ワクチンが原因のはずがないという思い込み

内：東さん、どうぞよろしくお願いします。

東：うちの息子は、本当に元気がいい子で、病気ひとつしたことがなく、もちろん基礎疾患や持病もありません。39歳で、実家から少し離れた場所に一人暮らし。1回目のワクチンを接種したのは、ファイザー製で２０２１年9月4日でした。打った直後から、首や肩に痛みが出ていて、それが2週間も3週間も続きました。それが次第に足にも広がって、痺れまで発症していたようです。

当時、ワクチンの副反応情報といえば、影響があったとしても短期間といわれていて「すぐ治るから大丈夫」という感じでした。こんなに長く続くとは思いもよりませんでしたので、ワクチンの影響とはまったく気づかず、ヘルニアにでもなっているんじゃないか、と思って、9月22日に整形外科を2軒受診しているんですよ。

ただ、1軒目の診察結果は、特に問題はない、ということで、そこからさらに別の整形外科でも診てもらいましたが、そこでも原因は不明。そこからさらにその日、もう1軒病院を訪ねましたが、そこには専門の医者がおらず、受診票だけもらって帰宅しました。

内：それはよっぽど痛かったのですね。

東：しかし、ワクチンが原因のはずがないという思い込みがありますので、痺れを我慢しながら、9月25日に2回目の接種をしました。息子は几帳面なところがありまして、毎日体温を測ってスマホに記録を残していました。2回目を打ったその日も、1日中体温を測っていて、37度、38度と全部スマホに残っています。解熱剤を飲んで、熱を下げて、また上がって、また飲んで、の繰り返しでした。亡くなる前日27日には少し落ち着いたらしく、彼女のところに連絡があったようです。

息子には、一緒には住んでいませんでしたが、結婚する予定で長年付き合っていた彼女がいて、彼女とは毎日会ったり、メールや電話のやりとりはしていました。2回目を打ってから3日後の9月28日、その彼女から「（息子に）電話してもメールしても返答がまったくない。おかしい」と連絡が。あまりにも心配になって警察も呼び、母親と彼女と警察で、深夜の3時くらいに息子のマンションに乗り込んだんです。

●解剖医もワクチンの可能性に言及

そうしたら、もう亡くなっていました。もちろん救急車も来たんですけど、もう硬くなってしまっていて、その場で死亡が確認されました。死亡推定時刻は28日午後18時頃だったようです。母親と妹は、死亡がわかったときに、すぐにワクチンの影響だとピンときたみたいですね。そのとき、息子の枕元に体温計があって、警察がスイッチを入れたら、41・5度だったというのです。それを聞いて、素人の私でもこれはワクチンしかないと思いました。そこまで体温が上がるということは、まず普通では考えられないし、いままでそんな高熱出したことがありません。

警察に対してもすぐに解剖をお願いしました。ワクチンの影響であるということを徹底的に調べたいと思ったからです。解剖の結果、千葉大の解剖医の先生が、死因は致死性不整脈だが、その要因はワクチンの可能性があると書いてらっしゃるんですよ。ところが、その書類をもって国に提出したにもかかわらず、1年半経っても、いまだに国からは認められていません。

内：解剖を担当した千葉大の医師はワクチンが原因であると認めたのですか？

東：ワクチンが原因の可能性は否定できないという表現です。
内：その旨、書類には書かれているのですよね？
東：そうです。ワクチン接種後死亡者の2，059人の中には入っていますが（2023年6月23日当時）、いまだに認定はされていません。
鵜：疾病障害認定審査会(注3)で、審議さえ始まっていないという可能性もありますよ。
内：書類に書かれた死因は致死性不整脈ですよね。
東：そうです。
内：なぜそのような診断をしたのかはわかりませんが、どちらにせよ異常性があるから、その医者はワクチンの可能性に目をつけたのでしょう。
東：病院も行ってない、医者にもかかってない、健康だった人間が、なぜ運ばれる間もなく、そんな一瞬で亡くなるのかと不思議でならないんです……。そんな馬鹿なことがあるのかといいたいんです。

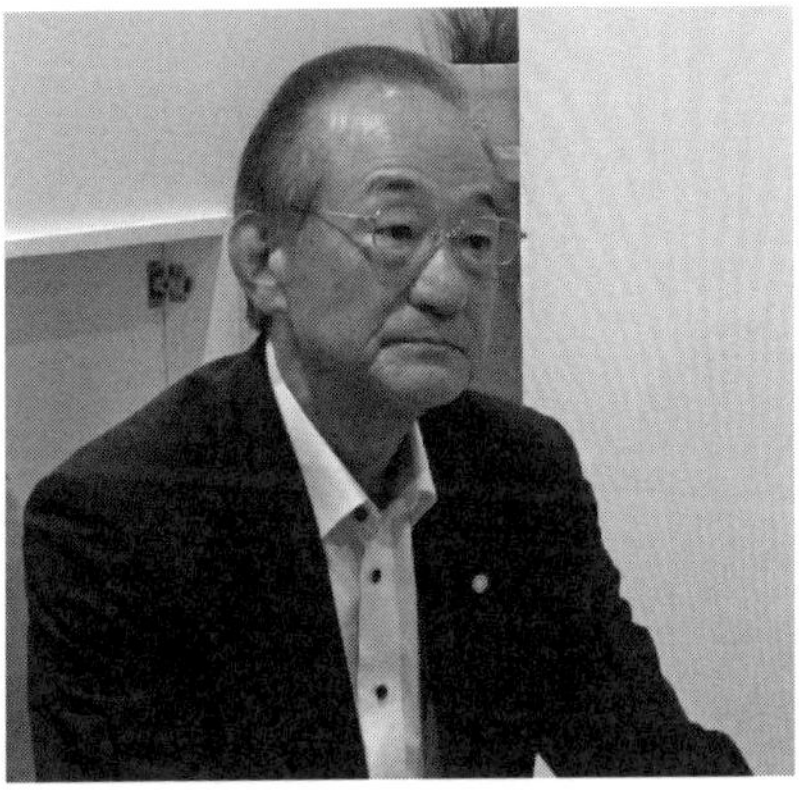

●大手テレビ局が取材に訪れるも、放送中止に

東：この怒りをどこかにぶつけたくて、その頃は繋ぐ会のことはまったく知らなかったので、あるテレビ局に息子のことを投書したのです。そうしたら、2～3日後に取材させてほしいという電話がありまして、5回ほどインタビューを受けました。ドキュメンタリー番組をつくりたいということで、私の家や申請を出した市役所の風景、息子が遊んだサッカー場なども撮影して。

2021年11月27日には予告編も流れて、翌年に放送しますから、という話でした。これで息子の無念が世間に伝わると思ったのですが、そこからまったく音沙汰がなくなりました。連絡すると、いま、専門家を入れて鋭意検討しているからちょっと待ってくださいと。結局翌年の7月になって、「やはり放送できない。申し訳ない」と連絡がありました。要するに、「東さんのことを放送することで、ワクチン接種率が下がってしまう」という話なんですよ。かなり上から責められたらしく、「東さんも責められますよ」ともいわれました。「おかしなことをいうな。真実を伝えるのがあなたたちの仕事でしょう」と電話で1時間近く話したのですが、

「お気持ちはわかりますが、とにかくできません」ということで、その話はそれきりになってしまいました。

昨年の11月にそのことをある弁護士に相談したところ、被害者遺族の会ができているという話を教えてもらい、鵜川さんとつながることができました。その弁護士はその後、この会にも顔を出してくれました。

いま鵜川さんと一緒に活動している中での最大の望みは、息子を返してほしいということ。それができないのであれば、せめてワクチンの影響だと認めてほしいですよね。しかも早く。

内:番組を制作していたのは、下請けの制作会社ですか。

東:いいえ、下請けではなく、テレビ局の番組の記者さんでした。名刺も持っています。記者さんは一生懸命でしたので、責められないです。通常なら、現場レベルで放映するかどうかを決めるのですが、今回の件は、上層部と相談しなければならない。上層部の判断の結果、やはりNGだったということですね。ただ、先日中部地方のCBC放送さんが来てくれて、私のインタビューを流してくれました。ユーチューブでも観ることができます(2023年7月22日現在)。これを全国ネットのテレビ局がやってくれれば、我々がこのように自ら声を上げる必要もなくなるのですが……。

内：私も昔、精神医療の件でクローズアップ現代や報道特集の取材を受けました。現場に撮影も入ったのですが、2日前にすべてカットになりますと。今回と同じ構図ですね。必ず、局の上層部からお達しがあるようです。

鵜：東さんは、息子さんと疎遠になって13年なんです。親子ケンカしてそのままだったそうです。

東：それほど、遠い距離でもなく、会おうと思えばいつでも会えたのですが、なかなかお互いに歩み寄れず。いま元気でやってるというようなメールはたまにきていました。

鵜：その13年間の空白を埋めようと、いま一生懸命活動している東さんの姿を見ると、徹底的にやろうという気になります。お父さんは命をかけて行動していますよと、息子さんにいってあげたい。

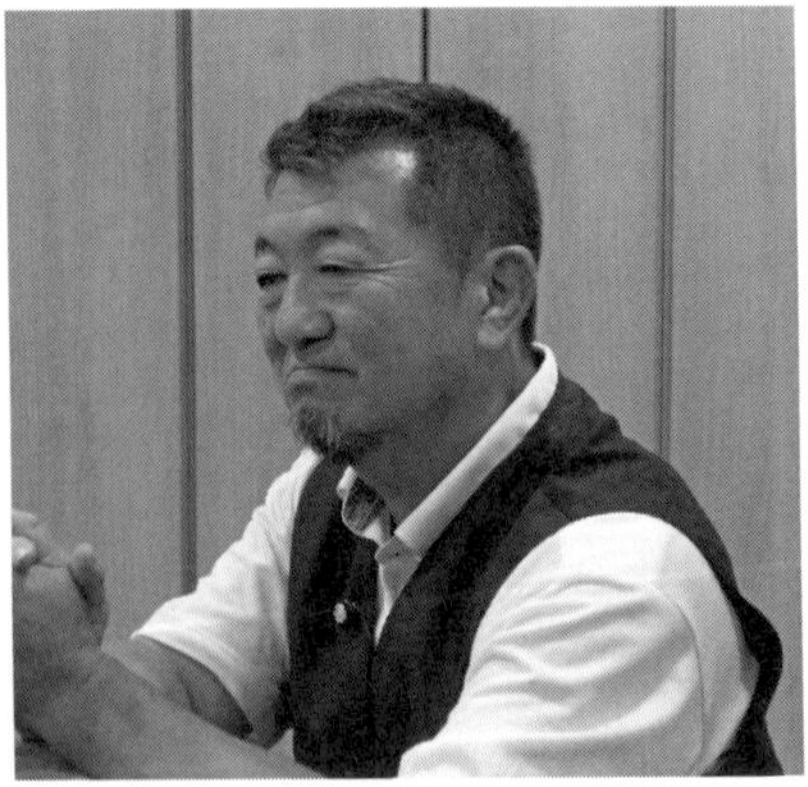

急性ギランバレー発症の末、亡くなった76歳の父

栃木県 田所ようこさん（仮名）

●接種後、突然ギランバレー症候群に

内：田所さん、どうぞよろしくお願いします。

田所（以下田）：私は76歳になる父を亡くしました。市の高齢者集団接種でファイザー製のワクチンを2回打っています。1回目の摂取は2021年7月上旬、2回目は7月27日です。1回目を打った直後は、少し腕の痛みや倦怠感を訴えていましたが、すぐに元気になって、日課にしている散歩や運転もしていました。ところが、2回目を接種してから2週間ほど経った頃、急に手足が痛いといい始め、最初は右足の太ももあたりがすごく痺れて痛いと訴えるようになりました。

うちの父は痛みに弱いところがあって、普段からちょっとでも痛いと「痛い、痛い」と騒ぐので、最初は気にしていなかったのですが、あっという間に、足に力が入らず、立てない状態になり、家の中で転んだりとか、縁側から落っこちたりするようになって、これはおかしいと気づきました。

始めはヘルニアから来ているのかもしれないと、地元のクリニックに行ってみても原因不明。

以前の健康診断で、前立腺がんの可能性を指摘されたことがあったので、それが原因かもしれないと総合病院でも診てもらいましたが、やはり原因不明。そこで別の大学病院の紹介状を書いてもらい、受診したところ、急性ギランバレー症候群ではないかといわれて、9月6日から1週間検査入院することになったんです。

それまで、父は「俺、ワクチン打ってから、具合が悪くなった気がする」といっていたのに、私は〝ワクチンは安全〟だと思い込んでいたので、「そんなはずはない。変なことをいわないでよ」と叱っていたんですね。ところが、ギランバレーについて自分で調べたときに、原因としてワクチンが挙げられていました。ネットの情報によると、ワクチンによるギランバレーの発症は、接種後2週間から8週間が最も症状が出やすいと書いてあり、父のケースもまさにその通りだったので、そこでやっとワクチンを疑うようになりました。

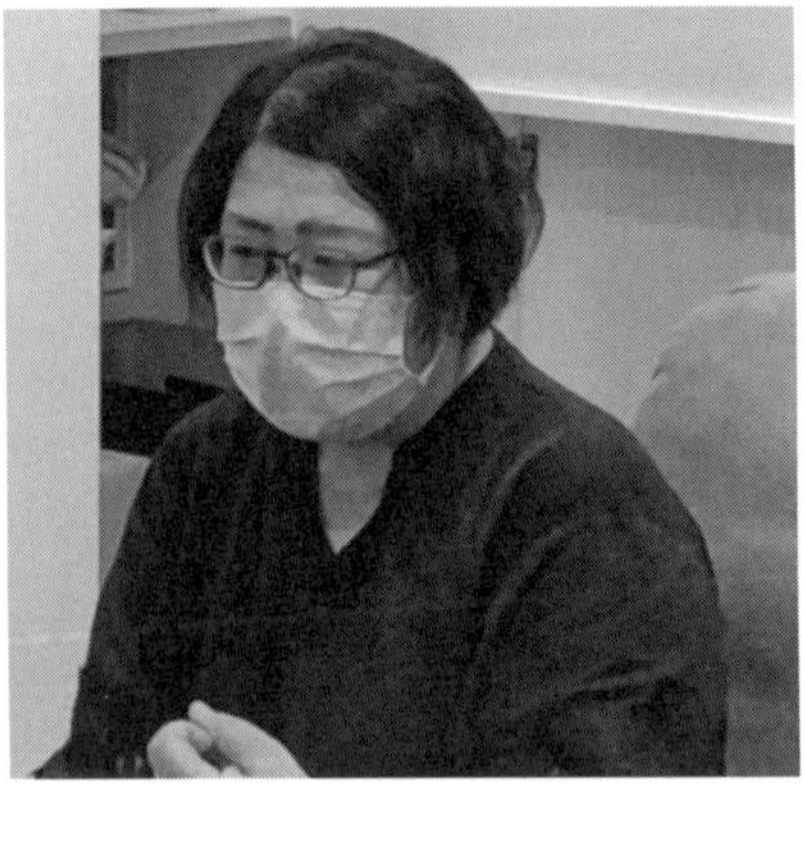

その後、まずはリハビリを主にやりましょう、ということで、9月15日に近くの別の病院に転院したのですが、当時はまだコロナの影響で面会ができない状態。毛布や新しいパジャマな

ど、必要なものをナースステーションに届けるだけで、父には会えず、実際にどのように過ごしていたか、わからない状態でした。ただ、入院する時点で父は、指先まで力が入らず、スマホをタップすることもできないし、食事もトイレもすべて介助を受ける状態にまで衰えていました。

9月末、病院から、誤嚥性肺炎で急に父の具合が悪くなったと連絡があり、高度治療室に移動するために、病室の荷物を取りに行った10月1日、再び病院から電話。「意識レベルがどんどん下がっているので、今晩がヤマになるかも」といわれました。

駆けつけた病院では、もう延命措置についての説明をされました。実はうちは母が10年ほど前に亡くなっているのですが、その際19日ほど延命措置で延命していただいたんですね。そのとき、母が本当につらそうにしていたのを見ていたので、父は「俺は絶対延命しない」といっていましたから、その意思を病院に伝えました。それでも、心臓が止まってしまったと聞いたときには、とっさに延命してくださいとお願いして、結局30分蘇生していただきましたが、父は戻ってきませんでした。２０２１年10月2日のことです。

●父の死を無駄にしないために、事例報告を

亡くなったとき、そもそもギランバレーになったことでこういうことになったので、医師にワクチンが原因じゃないかと尋ねましたが、即座にそんなはずはないといわれました。ワクチンを打ってから亡くなるまでに、2ヶ月ほど経っているし、解剖したところで、ワクチンが原因かどうかを証明することはできないといわれましたね。それに、東京にいる妹には、きれいな体で会わせてあげたいという気持ちがありましたので、解剖は希望しませんでした。

結局、初七日が終わるまで、妹は栃木に一緒にいてくれたので、その間二人で落ち着いて話すことができました。ワクチンは直接の死因ではないけれども、そもそもの起因はワクチンだったのではないかと話し合い、予防接種健康被害救済制度(注4)に申請して、父の死亡事例を報告しようということになったんです。父が亡くなった当時、1,200人以上の死亡事例が上がっている(2021年10月1日厚生労働省発表)とはまったく知らず、お医者さんにも国民にも教えてあげなきゃ、とそんな気持ちでしたね。また、救済制度があることも私は知らず、妹が調べてくれました。医者が国に上げてくれないなら、自分たちでやるしかないと。

ところが、市の窓口の人も予防接種健康被害救済制度への申請の仕方がわからない。渡された用紙も間違っているというありさま。いままで受け付けたことがないといわれました。受診証明書にサインをもらいたくて、通った3箇所の病院それぞれに行ったのですが、「ワクチンが原因で亡くなったことを認めます」というような一文が入っている用紙を見て、3つとも断られました。あとからわかったことですが、この用紙は申請用ではなく、認定されたあとに、確かに診察したことを証明するための用紙だったのです。

そうとは知らない私は、途方に暮れました。うちの父はワクチンで亡くなった可能性もあるのに、申請もできない。世に知らせることもできない。これでは父は無駄死にではないか……。しかしその後、ツイッターでワクチン後遺症の方や駆け込み寺の投稿について呟いている方とつながれて、少しずつ情報を得ることができました。最初は申請はできるのかなど、そんなやり取りでした。ワクチンが死因に関係しているかどうかはさておき、どんな件でも受付はしてもらえることを知り、半年後にやっと市に受け付けてもらえることになりました。

最も納得がいかなかったのは、ワクチンで被害が出た場合は救済しますよと宣伝しておきながら、実際に被害が起きると申請や受付の手続きがなかなか進まず、時間がかかっている間にも、ワクチン接種は続いているということです。これが食中毒だったとしたら、一人でも死者が出たら大騒ぎで、お店は営業停止ですよね。その当時、すでに死亡事例が1，200人以上上がっていたのに、それが不思議でなりませんでした。助ける気など本当はないのでは、とも感じました。

とにかく、この危険性を知らせようという思いが強かったです。父の死を無駄にしたくないという思いです。そんなときツイッターでつながった関西の遺族の方から、東京で遺族の結成会をやるという情報を聞きました。その方にもお会いしたいという気持ちもあって、遺族会に参加したのが、繋ぐ会や鵜川さんと出会った最初です。

●ギランバレーは100％医原病

内：僕の観点からいわせてもらうと、そもそも「ギランバレー」という病気はないんです。発想からすでにまちがっています。ギランバレーに限りませんが、ほとんどが〝症状〟に対して名前をつけてるだけです。ですから、原因がわかっているわけではない。現代になって、わけのわからない病名がたくさん増えていますが、それらのほとんどは医原病、つまり医療や薬が原因の病気だと思います。

ギランバレーなんて100％医原病です。新型コロナワクチンは血栓症を起こしやすいモデルになっているんですが、通常のワクチンでよく起こるのは脳障害と神経障害です。自閉症とワクチンの関係も指摘されています。そして、接種してから症状が出るまでには必ずタイムラグがあります。

田：うちの父も時間が経ちすぎているから、2ヶ月も経っているからワクチンのはずはないといわれました。

内：日本の医者の間では、2日以降のワクチンの副作用は認めない、という不文律があります。実際にはそのようなことはなく、海外の論文を見ると、確かに接種直後の発症が多く、時期を経ることに減っていくのですが、2週間後でも、4週間後でも、発症している事例はあります。最長3ヶ月後までは可能性があることが示されています。

田：医者はそれを知っていて隠しているのか、それとも知らないのでしょうか。

内：彼らは彼らの常識でいっているのだと思います。大学

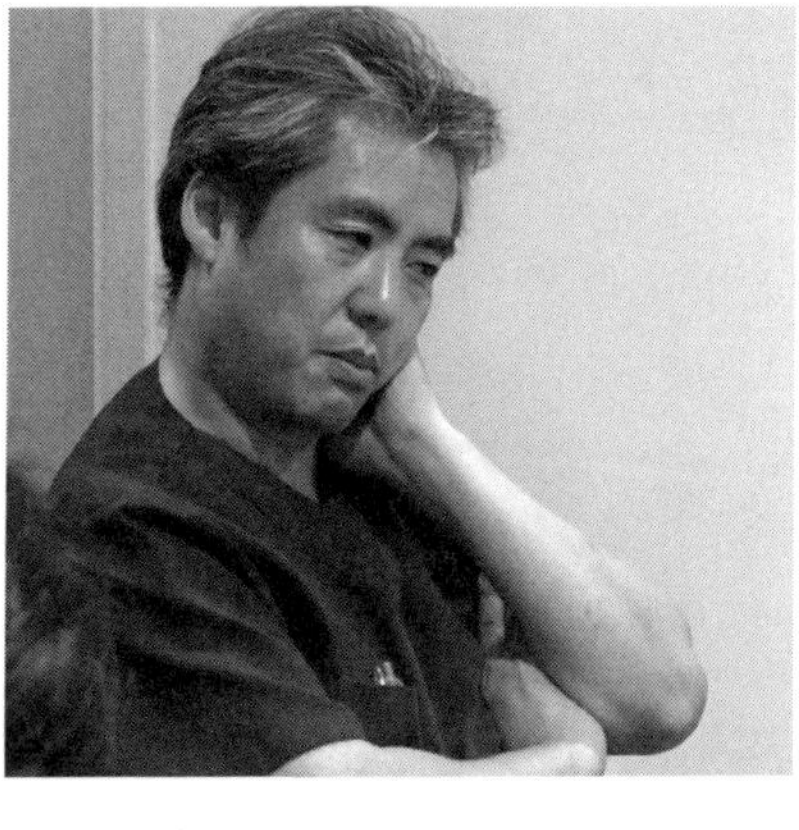

でも病院でも、こんなこと教わる機会がありません。僕だって、研修医の頃はこんなこと知らなかったから、同じ答えをしていたと思います。ほとんどの医者は自分の常識を疑ってもいないでしょう。

田：先日もＮＨＫで超過死亡のニュースをやっていたんですけど、超過死亡は例年と比べて増えていないといっていましたね。あの数字もおかしいです。ワクチンを打っていない時期の数字だけ切り取って。そこまでして打たせたいのですね。

内：とにかく捏造して、ごまかす気しかない。ＮＨＫに限らずでしょうが。

田：日本人は真面目な人が多いから、テレビの情報をうのみにしてしまいますよね。周りに迷惑をかけちゃいけないとか、「思いやりワクチン」といわれて、打った人も多いと思いますよ。ワクチンのリスクや被害についても、どんな副反応被害がどのくらい上がってきているか、死亡事例がどのくらいあるのかも、大手メディアはまともに報道しないので、自分で自ら調べないとその数も教えてもらえません。それどころかいまだにコマーシャルでワクチン接種をすすめている状況です。そのため、ワクチンの害を知らずに、いまも追加接種している方がたくさんいます。

テレビはあれだけ、感染者数を毎日毎日集計して、大々的に報道していたのですから、それと同じだけの熱量で、ワクチンの副反応情報や死亡者数を報道するべきだと思います。そうでなければ、接種会場や接種券に、現在2,059名が亡くなっていますけど（2023年6月22日当時）、それでも打ちますか、と告知する義務があると思うんです。それを、声を出して訴えていくのが、私にとっては父の供養にもなると思っています。

内：おっしゃる通りです。

●NHK偏向報道で国民が目覚め始めた

内：3名の方からのお話、ありがとうございました。最後に鵜川さんやみなさんから一言お願いします。みなさんが国とやり取りしたときの印象やNHKの偏向報道(注5)のときのやり取りで感じたことなども話していただければ。

鵜：田所さんはお父さんが亡くなったときの動画を送ってくれたんですよね。

田：そうです。兄妹に見せてあげようと撮影したものなのですが、もしこの動画が、何か役に立つならと思い、鵜川さんに送りました。「デマに惑わされず、ワクチンを接種しましょう」と国がいっていますが、因果関係が認められなければ、ワクチンの害はないものとして接種をすすめる国の姿勢は本当におかしいと思います。私は国にワクチンには害があることを認めてほしい、あやまってほしいです。賠償請求については、お金なんかいらないんです。でもきちんと請求をして本気で示していかないと、報道もされないし、国民のみなさんに知らせることもできないですよね。父の死が意味あるものであってほしいという気持ちでやっています。

鵜：みなさん、何時間でもお話しできると思います。それは、みなさんが闘う覚悟を決めているからなんですね。しかし、みなさん身内のことを語れるようになるまでには時間はかかっています。繋ぐ会のミーティングで自分の想いを語り合ったり。そして、この熱量で行動するようになったからこそ、いま、奇跡が起きてるんですよ。

僕が思う奇跡のひとつは、２０２３年5月15日のＮＨＫの偏向報道です。ニュースウォッチ9で、ワクチン死の遺族を取材させてほしいと依頼があり、遺族は実名でインタビューを受けたにもかかわらず、実際に放送されたのは、ワクチンではなくコロナで家族を亡くした遺族として、（都合のいい箇所を切り取った）インタビューを使ったＶＴＲでした。こんなにあからさまに捏造するのかとＮＨＫの体質を目のあたりにしましたね。当然、そこには憤りもありました。しかし、この偏向報道があったからこそ、大きな騒ぎになり、大手メディアの報道はなにかおかしいと気づいた国民も多いと思うんです。

我々は取材依頼が来て実際に収録が始まり、あのＮＨＫがついに取り上げてくれると期待したんですが（苦笑）。収録現場では本当にワクチン遺族の方々に同情的だったんです。

東：僕は馬鹿正直でね、小さい頃から、親と先生とＮＨＫはウソをつかないと思っていました。いまではもうニュースは見なくなりました。

本来、ワクチンの害を訴えることはマスメディアなどがやるべきことであって我々遺族のやることではないと思います。しかし、誰もが沈黙している現在、誰かがやらなければならん。私が声を上げているのはそんな理由です。

内：ＮＨＫの偏向報道を取り上げるメディアも出てきましたしね。

鵜：そうです。関西では、テレビでもその後のインタビューを取り上げる番組もありました。また、これについては我々がＮＨＫに対して、偏向報道への対応策について回答を待っている間に、一般の方からもＢＰＯ（放送倫理番組向上機構）に苦情が届き、ＮＨＫについて審議に入ることが決まりました。ＢＰＯ案件って、採用されるのは年間多くて2～3件なんですが、この件が選ばれているんですね。これも奇跡だと思っています。それとは別に、7月5日、私たち繋ぐ会からも、ＢＰＯの放送人権委員会に申し立てを行います（7月5日ＢＰＯ提訴会見が行われた）。

こうした一連の出来事を見て、立ち上がる人がさらに増えました。先日は87歳のおじいちゃんまで立ち上がりましたからね。82歳の妻を亡くしたって。NHKを信じてたけど、あれがあってから自分で調べるようになって、繋ぐ会にたどり着いたとおっしゃってました。「妻の仇取ったらんといかん、命尽きるまで闘う」といってました。

予防接種健康被害救済制度について、知らない人が多いですけど、個人でも申請できるので、申請の仕方などを会でレクチャーしています。ただ医師のサインが必要な場合などありまして。しぶられるケースもあるようです。

内：誰もいなければ私が書きますよ。ただ、私は嫌われているので、逆効果になるかも。私に頼むときは最後の手段だと思ってください（苦笑）。

鵜：6月14日に、立憲民主党より「コロナ後遺症対策推進法」「コロナワクチン健康被害救済法」が衆議院に提出されました。これからではありますが、本当に何もないところから始まったので、少しでも進んでいることがうれしいです。みんなが止まらずに動いた結果だと感じています。

この大きい権力に立ち向かうには、奇跡を起こすしかないとずっと思っていて、それには一番の被害者である遺族の方々が生の声を上げるということがとても大切だと思っています。僕はサポートしかできませんけど、盾にはなれます。声を上げれば、誹謗中傷も食らうし、また辛い記憶を呼び戻さないといけない。きれいごとではできません。引き続き活動にご理解を示していただけたらと思います。

ありがとうございました。

内：ありがとうございました。

注1 2023年7月24日、「繋ぐ会」の記者会見が行われ、河野明樹子さんの夫・河野俊弘さん(2021年に死亡。当時55歳)について、国による予防接種健康被害救済制度の申請が認められ、死亡一時金の支給が決まったことが発表された。

注2 新型コロナワクチン接種と死亡事例の因果関係を考える勉強会は、令和4年11月25日に開催されたワクチン被害者遺族、国会議員、医学関係者、厚生労働省職員によって行われた。この模様はユーチューブでも観られる(2023年7月22日現在)。このときの厚生労働省職員の「持ち帰ります」という回答はその後何ひとつ形になっていない。また、キー局をはじめとした大手メディアはこの勉強会を黙殺。

注3 疾病障害認定審査会は、予防接種健康被害救済制度に申請をしたのち、救済給付の審査をする会合。前述した厚生労働省との勉強会において、出席した医師や遺族から、審査の遅れや、審査基準が不明確である点などについて指摘が入った。どういう人間が審査会を構成しているのかという質問に対して、厚生労働省側は構成人数、審査員の肩書きなど、一切明らかにしなかった。どのような基準で認定しているのか極めて不透明。

注4 予防接種健康被害救済制度は予防接種による健康被害・副反応の救済制度。新型コロナワクチンは「特例臨時接種」として実施されているので、新型コロナワクチンの接種による健康被害も、予防接種健康被害救済制度の対象となっている。2023年7月31日現在で死亡一時金支給が決まったワクチン接種後死亡者は147名。

注5 NHK偏向報道とはNHKの報道番組「ニュースウォッチ9」がワクチン接種後に死亡した人の遺族のインタビューを、コロナウィルスに感染して亡くなった人のように改ざんして報道した事件。収録VTRを編集して、ワクチンによる被害の部分はすべてカットしていた。なぜそのような形で報道したのかについて、いまだに納得のいく説明はない。

■「繋ぐ会」問い合わせ先/NPO法人駆け込み寺2020 https://567kyusai.com/contac

おわりに

この3年間はいろいろと嫌なことがありましたが、最も嫌だったことを挙げろといわれたらそれはテレビを信じる人々でも、マスクをし続ける人々でも、ワクチンを勧めてくる人でもありません。もちろんそれはとてもうっとうしい存在ではあるのですが、それ以上に嫌なものとして挙げられるのが、にわか陰謀論者の跳梁跋扈《ちょうりょうばっこ》と、にわかインフルエンサー及びエセ反コロナ指導者の台頭です。時代が複雑になり、混乱すればするほどそういう人が出てくるものですが、見ていてとにかく恥ずかしいと思うことが多かったです。ネットで都合のよい情報を見ると飛びつくようなイメージでしょうか。

この点においても明言していますが、私はコロナ脳といわれる人々と同じ、もしくはそれ以上に反コロナと呼ばれる人が嫌いになりました。私自身反コロナの筆頭であるように扱われていますが、なぜ嫌うのか。それは思想が違うからです。にわかインフルエンサーやエセ反コロナ指導者のほとんどは、いままでネット上でさえ見たことも聞いたこともない人間ばかり。それでも主張している内容が納得できるならよいのですが、あまりに中途半端で不勉強。社会活動などやったこともない人が社会システムを語り、叩かれたり中傷されては反発して文句をいう。承認欲求とヒーロー願望、エセ正義感が見え透いていてうっとうしいのです。

前作「医師が教える新型コロナワクチンの正体」では多数派に染まりたいコロナ脳について批判しましたが、ふたを開けてみると反コロナと呼ばれる人たちには、とにかく社会信用がなかったことがわかります。家庭も崩壊、話も信用されないなど、自分の信用度は家族の中でもテレビ以下。にもかかわらず自分の価値観を家族に押し付けるばかりで、そのような人たちがいう反コロナの主張が一般の人に伝わることはありません。私も自分もそうなりそうなので、意識してコロナ脳だけでなく反コロナの人にも批判を加えていました。するとSNSに正義ヅラした人たちが湧いてきたのも懐かしい思い出です（笑）。

真弓先生がご存命なら新型コロナ問題など枝葉であることはよく知っていますし、全体を見て医学や社会の基本から語っていたでしょう。しかし枝葉しか見られないような人たちがインフルエンサーだったり、それを信奉するにわか陰謀論者ばかりがネットで台頭し、反コロナの信用性を貶めたような気がします。コロナ騒動を科学的に批判する社会運動にとってむしろ逆効果になりました。にわかの人ほど突拍子もない陰謀論に飛びついてしまいます。長くやっていることがすべてではないのですが、にわかであればあるほどブームに乗っかり、人気者の後追いをするだけの「ファン」になるのです。

本書に示したようなQアノンやフラットアースなどにハマってしまう人は論外として、スピ系や大麻信仰系も自分たちの正義を振りかざすだけ、承認欲求を満たしたいだけの人が大半でした。それ以外にも、コロナ騒動前に自然派や脱原発派を自称していた人たちは、軒並みコロナ騒動後、テレビや新聞を信じ政府を信じマスクやワクチンを信じるようになりました。彼らは、自分たちはわかっていて啓蒙する側の人間だと信じていましたが、底の浅さが知れてしまったのです。結局、コロナ脳も反コロナ脳も同じであり、反コロナ脳の正義の押し付け感は下手すればコロナ脳より上でした。

日本人全般、もしかしたら人類全般に欠けているのは基本や基礎的な考え方です。聞きかじりの知識だけで人の治療をしていると聞けば怖いと思うでしょうが、それがネット内では横行しているイメージです。

陰謀論は基本ではないし、陰謀論にさえ基本があるのです。ディープステートなどというのは基本とはなんの関係もないのです。政治であっても社会であっても医学であっても、目先のhow toや、情報を求める限りずっと振り回されていきます。新薬、混合ワクチン、新型コロナ以外のワクチン、イベルメクチンなどはその代表例にすぎません。これからもいろんなネタが出てくるでしょう。しかしそんなことにとらわれるよりも、なぜそうしたものが生まれてくるのかを考えることが重要です。

ネットが普及した時代、中途半端な陰謀論に簡単に触れられるようになりました。それで社会の裏側を知った気になってしまう自称覚醒者が増えました。自称覚醒者は目覚めれば世界は変わる的な発想ですぐに結果を追い求めますが、自称覚醒者が増えれば増えるほど世の中が悪化してきたのは皮肉なことだと思います。短絡的に「みんな目覚めよ」と主張する自称覚醒者の根っこは、実は西洋医学を信じる人々と同じなのです。対症療法の思想、依存的思想とでもいうのでしょうか、それでは目の前に迫っている超管理主義の世界を生き抜いていくことはできません。

残念ながら、そんな単純な考え方で世の中はよくならないと思うのです。しかし、私も日本人である以上、ただ手をこまねいているのは忍びない。日本人のサバイバルのため、日本復活のチャンスを残すために、中長期的な展望を持っていろいろな活動に取り組んでいます。2025年の滅亡は避けられないことが前提であり、それは2023年にかかわらず、2024年の都知事選挙も試金石になるでしょう。2025年には国政選挙があることになっていますが、解散もありうるといわれています。いずれにしろ次の選挙はまさにデッドラインであり、いままでのように政治に参加しましょう、社会問題や政治に興味を持ちましょうという段階ではありません。

私の中では地方選挙の総本山である都知事選挙は最も重要な選挙だと思っていますが、私ももうすぐ49歳になります。50歳という大台が見えてきて、中世であれば死ぬことも意識する年齢に入ってきたわけです。2025年に私は50歳を迎えますが、日本がなくなる前にいったい私は何ができるのか、何を残せるのか、2026年以降の暗黒時代の中でどのような動きをするのかを考えなければいけません。みなさんも楽しいだけを良しとする時代ではなくなってきたのを自覚し、楽しい以外のことを考えてほしいと思うのです。まあ、こう書くと「いつ死んでもいいから」などと考えるのがいまの日本人なのですが。

本書では新型コロナワクチン被害者遺族の会の方々が対談に応じてくれました。対談と出版にご協力いただけたことに改めてこの場を借りて感謝申し上げたいと思います。

本書は2023年9月に発刊予定ですが、9月末には私の人生の中での一大イベントである世界先住民長老会議と、ギャザリング（地球とつながる儀式のようなもの）を予定しています。長老の預言の中に「これから人類は五度目の滅びを迎える」というものがあるらしいのですが、それが何を示唆しているのかはわかりません。ただすべては示唆されているとおり滅びの方向に向かっており、新型コロナ騒動はその入り口にすぎなかったと思います。新型コロナは問題の本質ではないことを総括しながら、今後来るかもしれない滅びの時代にどう対応していくか、ぜひみなさんにも考えてほしいと思いますし、50歳の節目を控えて私も考えていきたいと思います。

内海聡 Satoru Utsumi
筑波大学医学専門学群卒業後、東京女子医科大学付属東洋医学研究所研究員、東京警察病院消化器内科、牛久愛知総合病院内科・漢方科勤務を経て、牛久東洋クリニックを開業。現場から精神医療の実情を告発した『精神科は今日も、やりたい放題』がベストセラー。2023年現在、断薬を主軸としたTokyo DD Clinic院長、NPO法人薬害研究センター理事長を務める。Facebookフォロワーは17万人以上。近著に『医者に頼らなくてもがんは消える』『医師が教える新型コロナワクチンの正体』『心の絶対法則』(弊社刊)、『2025年日本はなくなる』(廣済堂出版)などがある。

医師が教える新型コロナワクチンの正体2
テレビが報じない史上最悪の薬害といまだに打ち続ける日本人

2023年9月6日初版第一刷発行

著者　内海聡
発行人　松本卓也
編集　須田とも子
発行所　株式会社ユサブル
〒103-0014　東京都中央区日本橋蛎殻町2-13-5
電話:03(3527)3669
ユサブルホームページ:http://yusabul.com/
印刷所　株式会社光邦

ISBN978-4-909249-53-1
定価はカバーに表示してあります。
落丁・乱丁はお手数ですが、当社までお問い合わせください。